摂食・嚥下 リハビリカルタで楽しく遊ぼう

浜松市リハビリテーション病院 病院長
藤島一郎 監修
青木智恵子 著

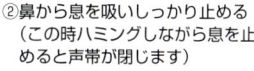

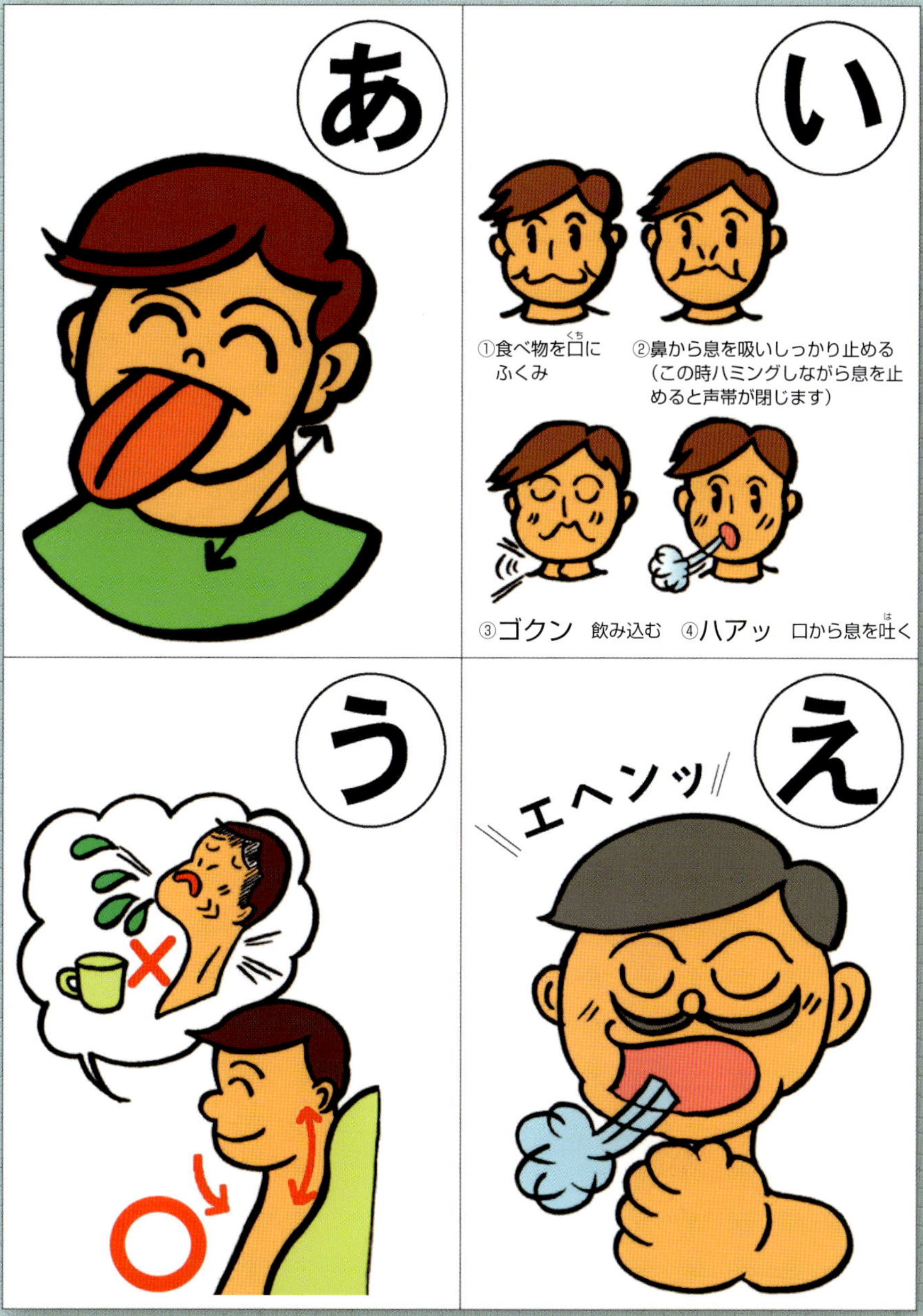

黎明書房

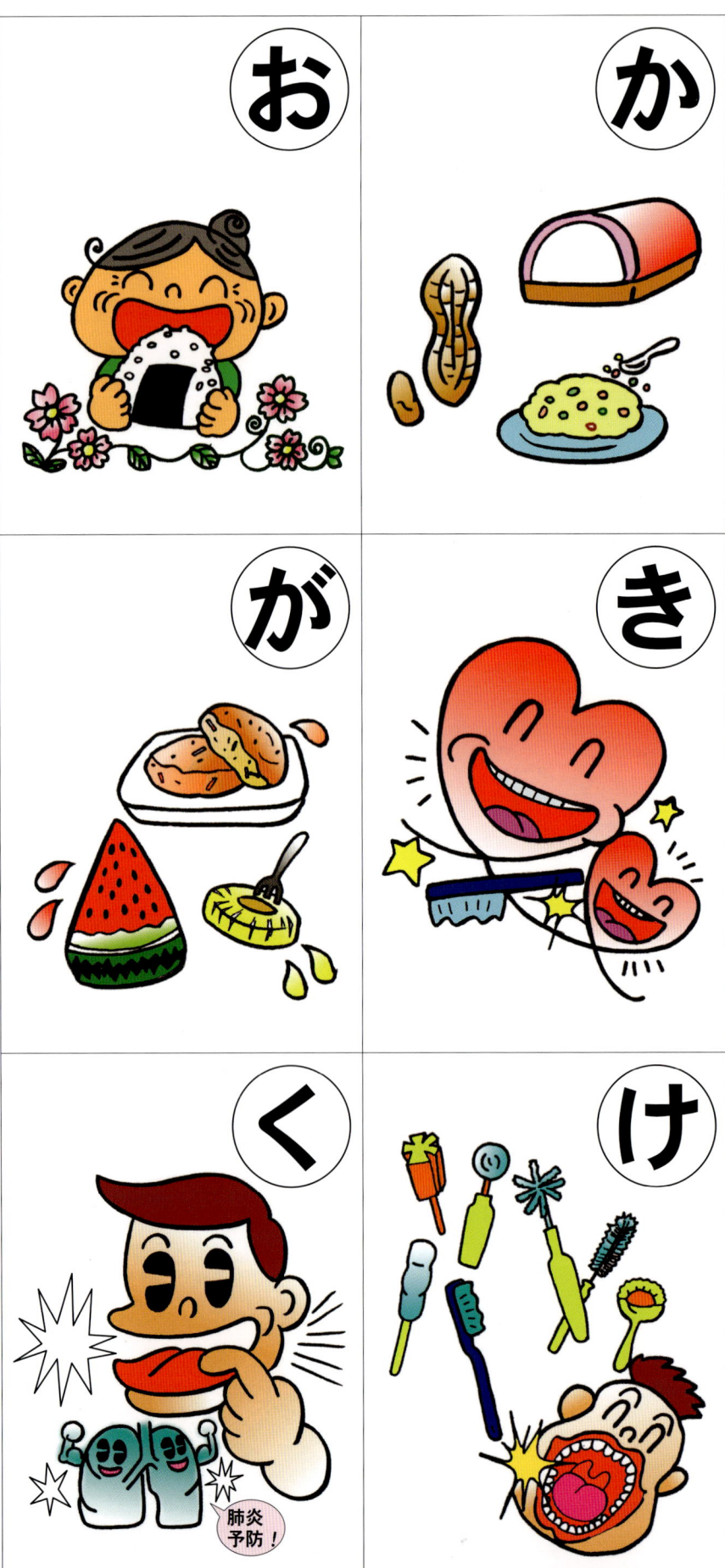

お

か

が

き

く

け

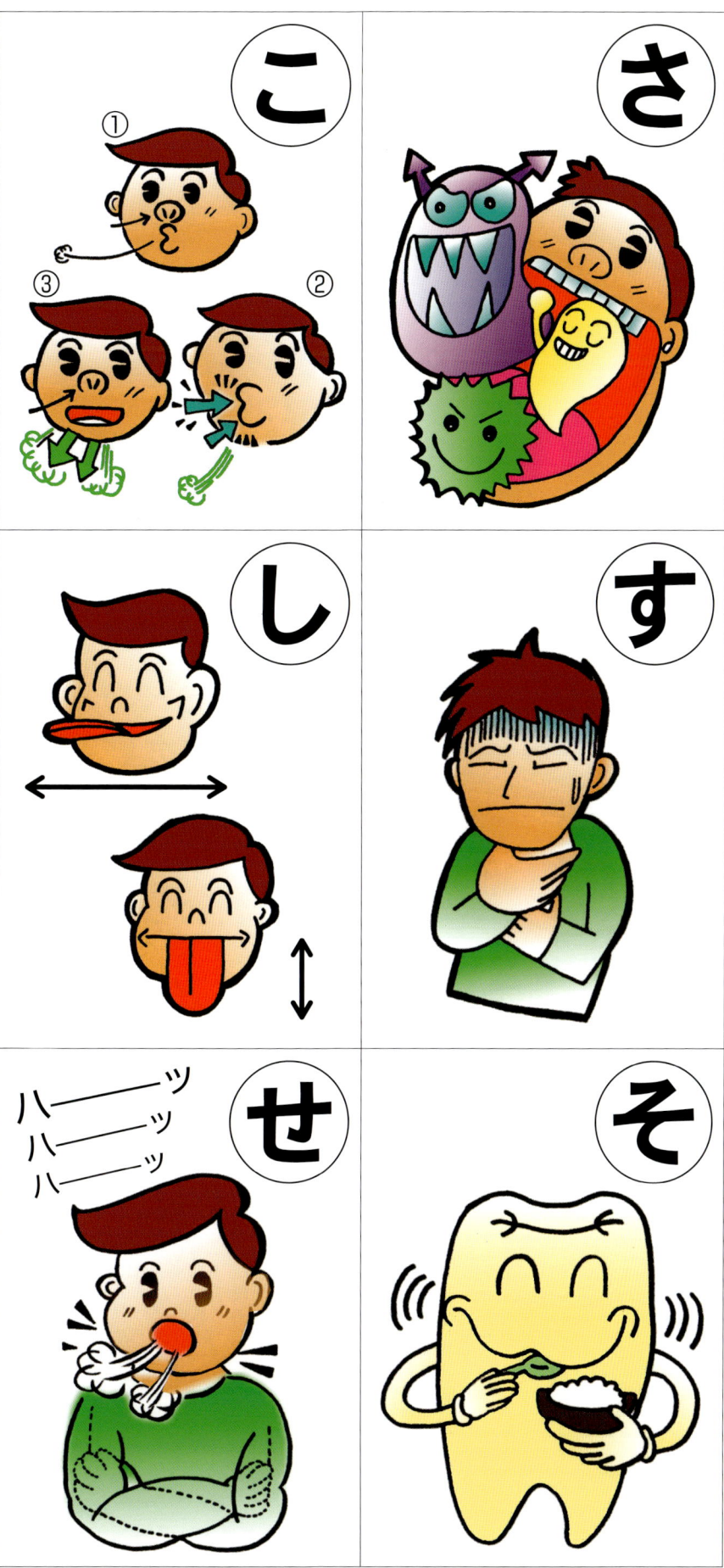

こ

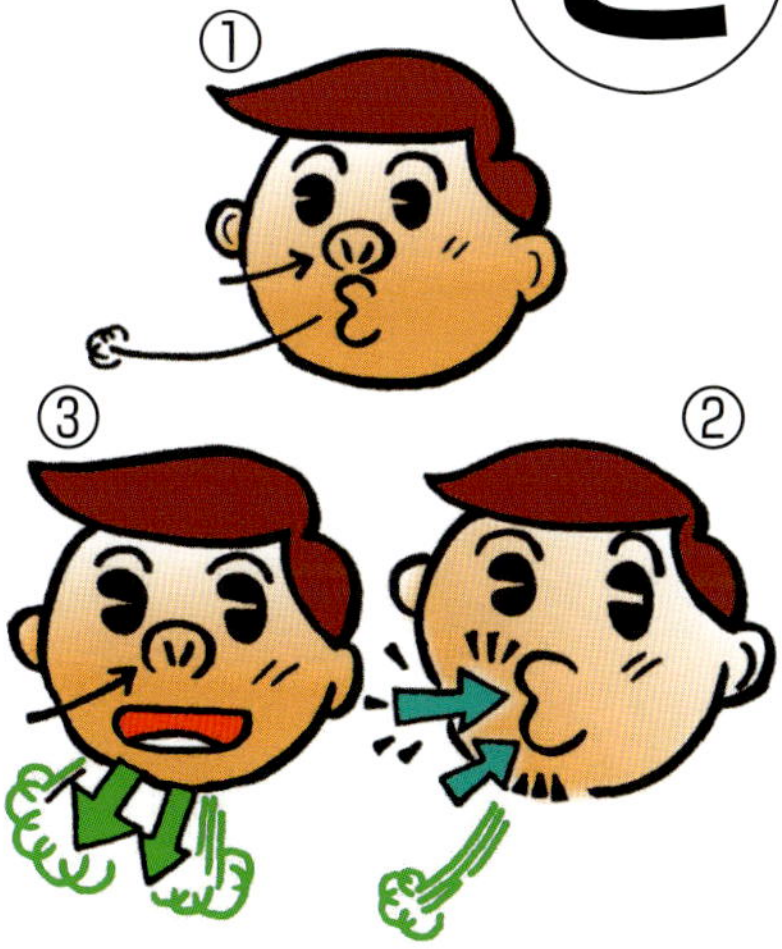

さ

し

す

せ

そ

た

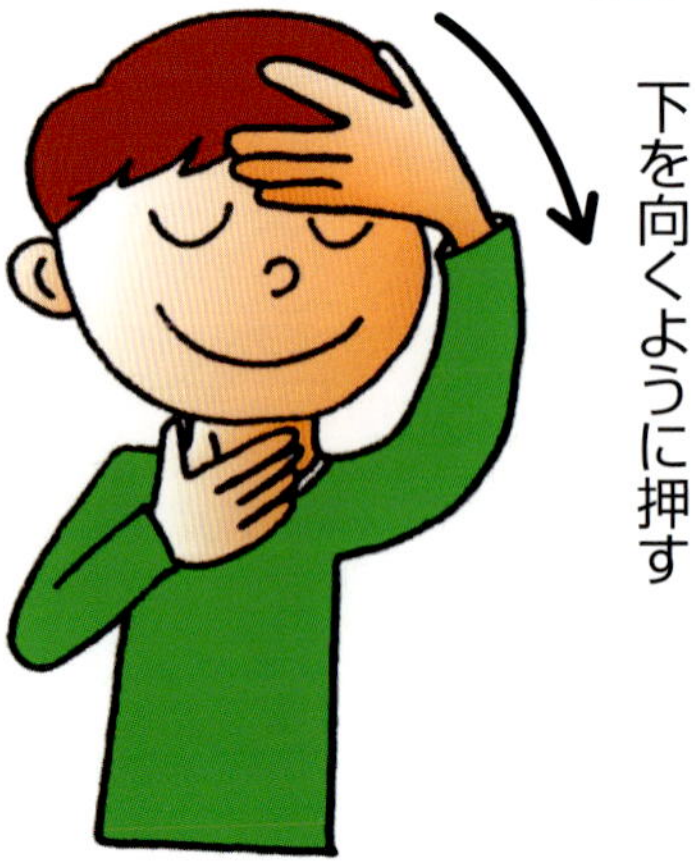

ち

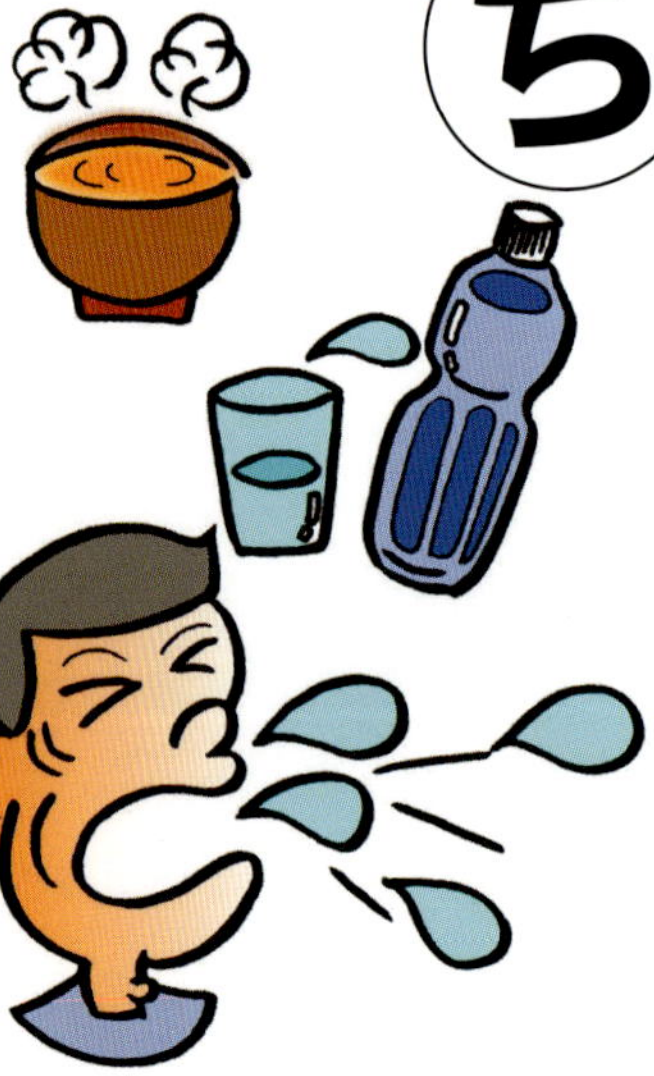

つ

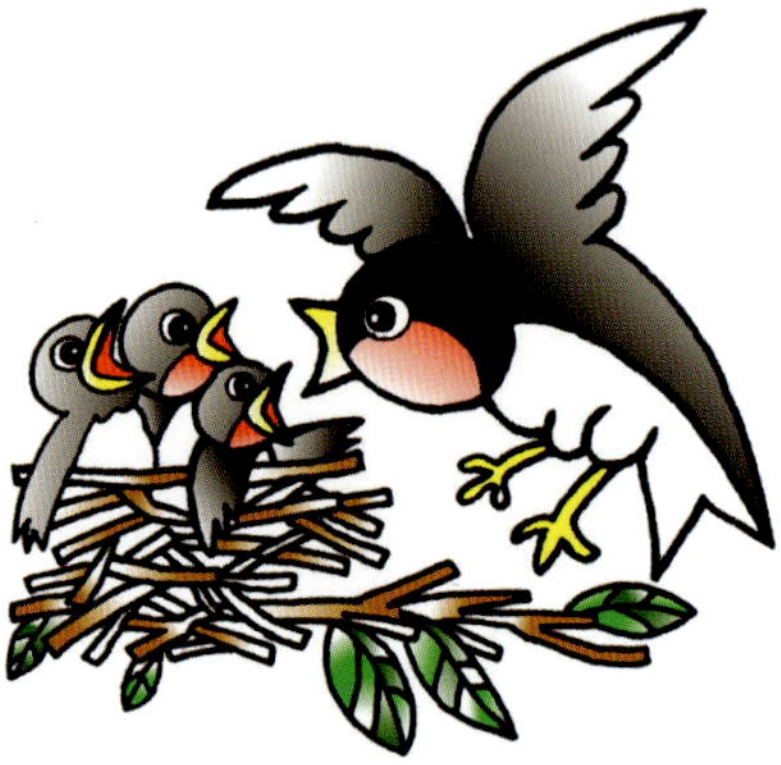

て

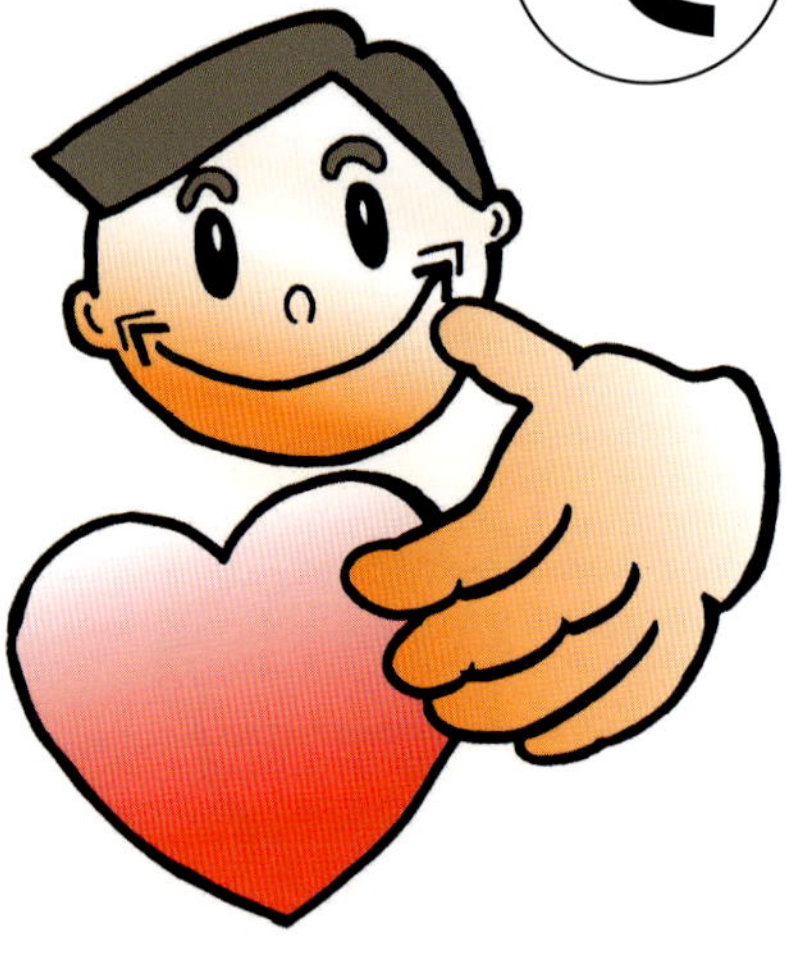

と

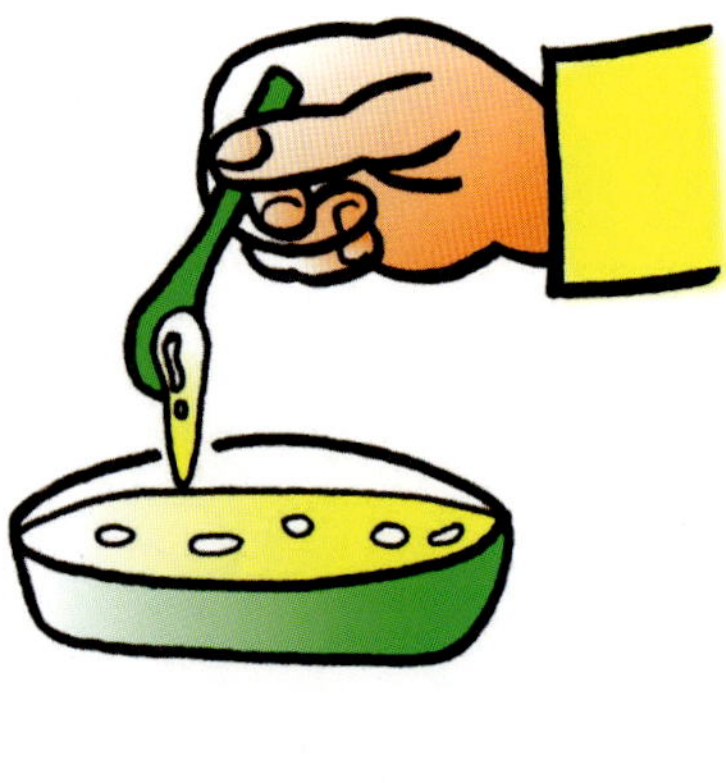

な

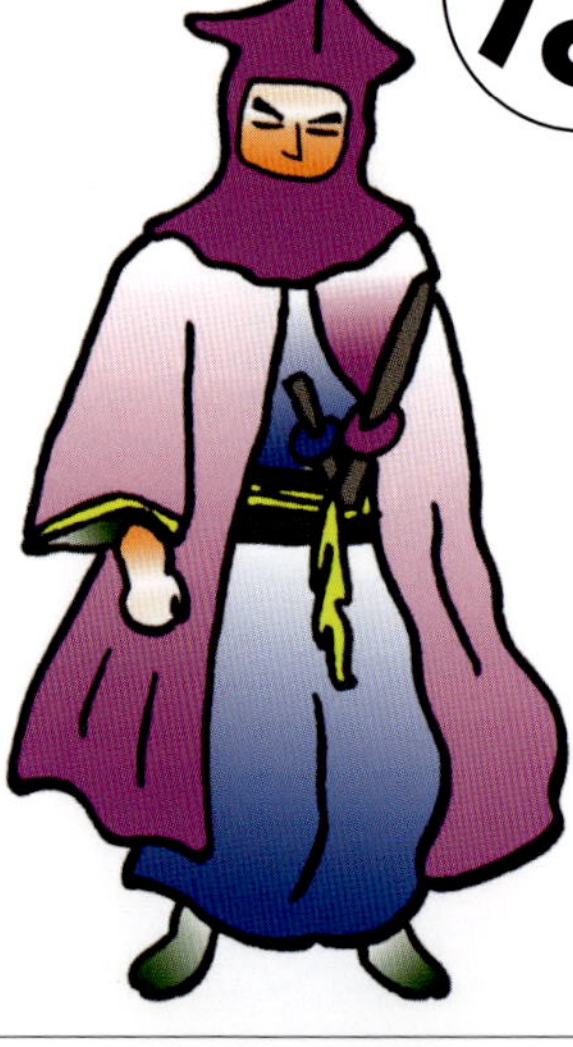

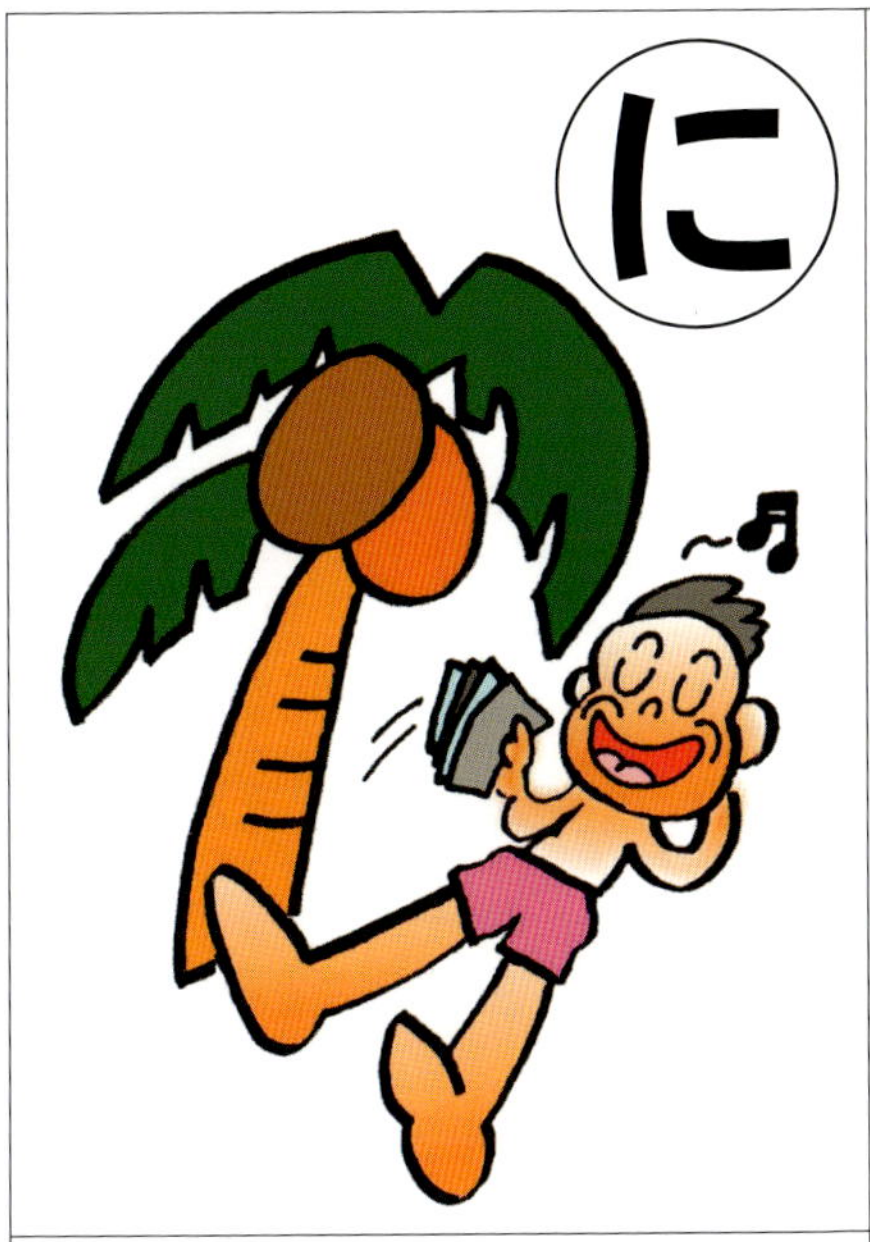
に

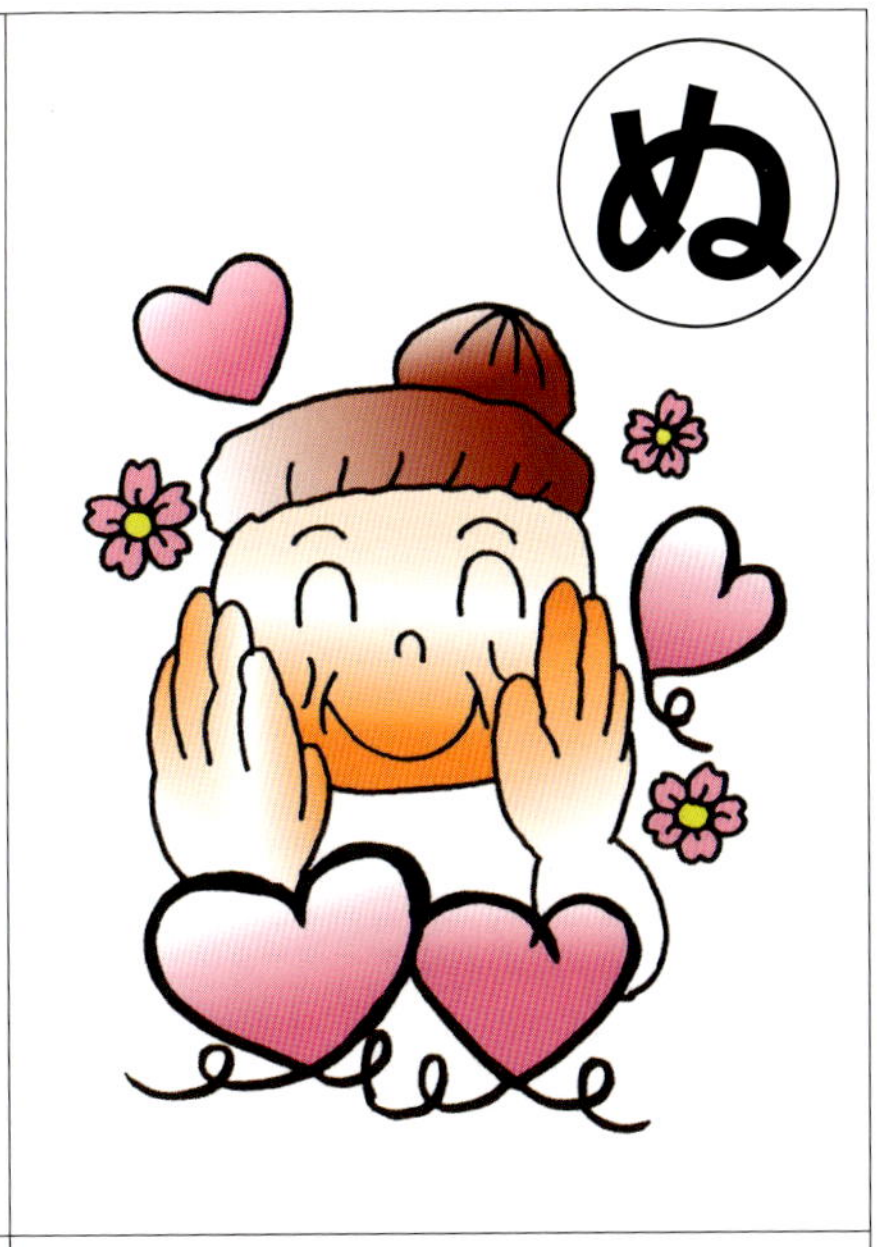
ぬ

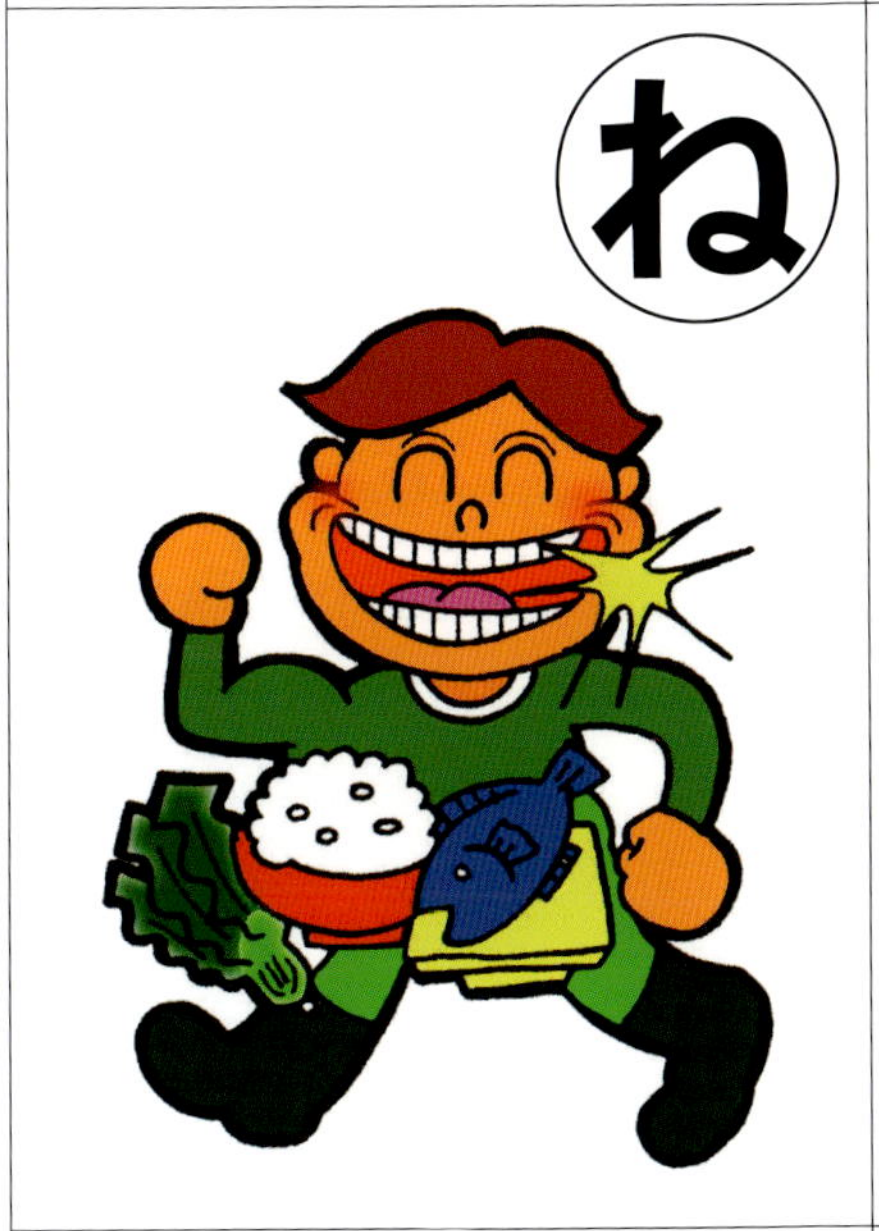
ね

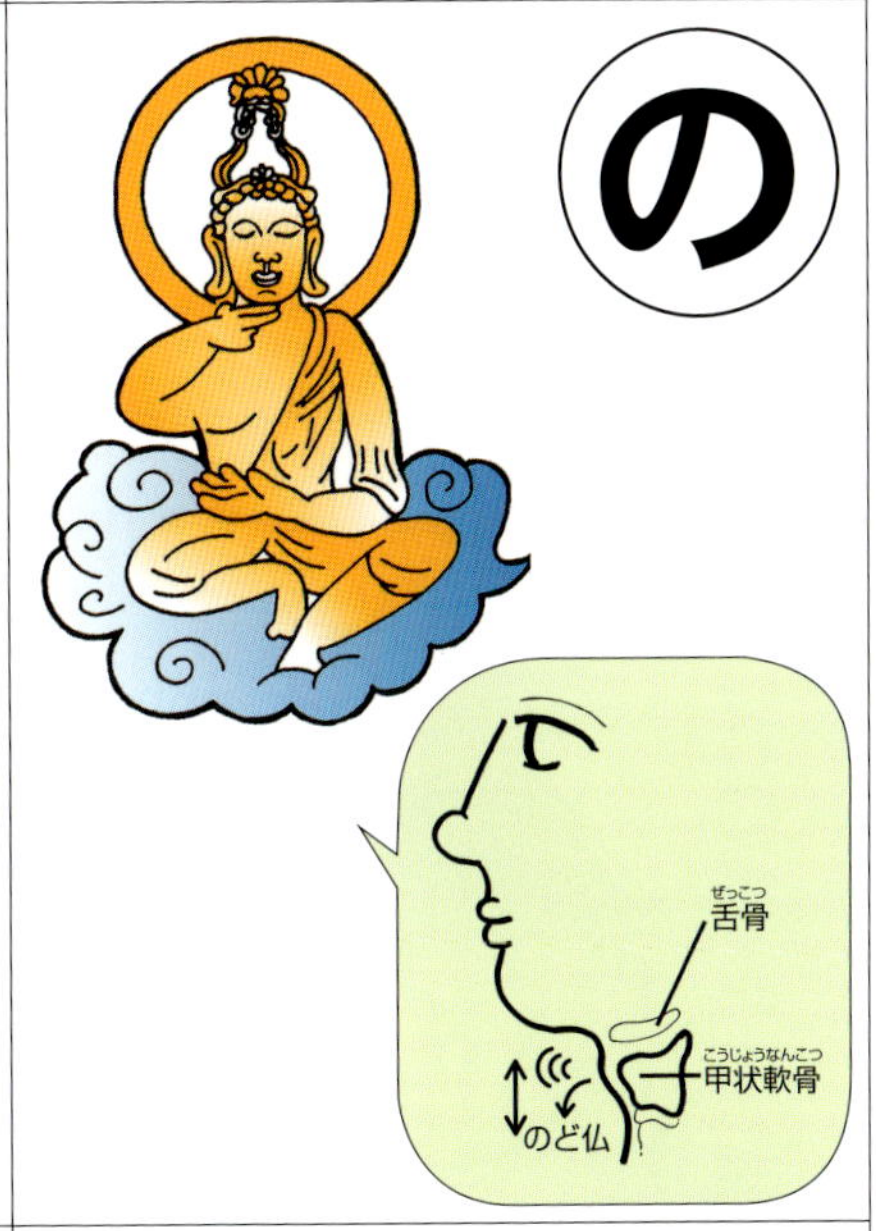
の
舌骨《ぜっこつ》
甲状軟骨《こうじょうなんこつ》
のど仏

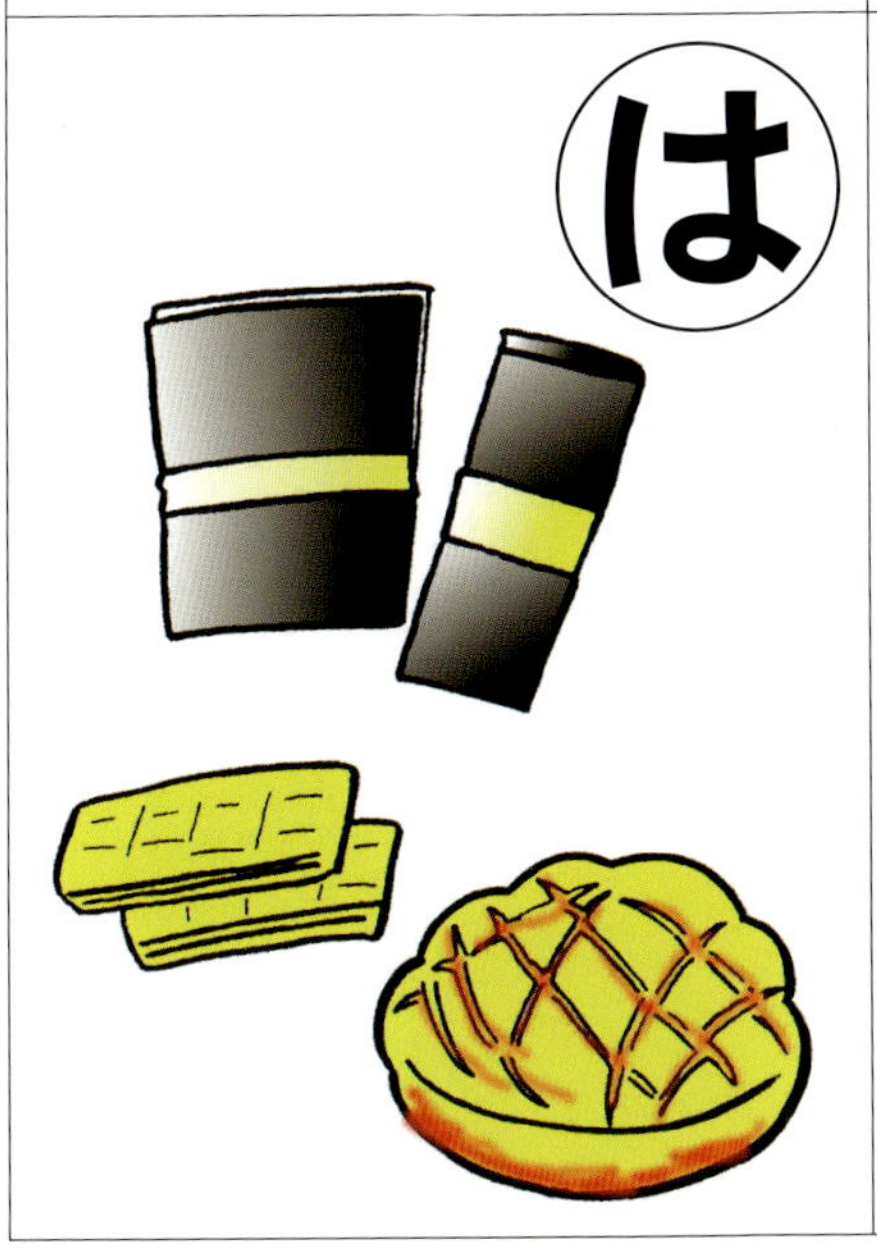
は

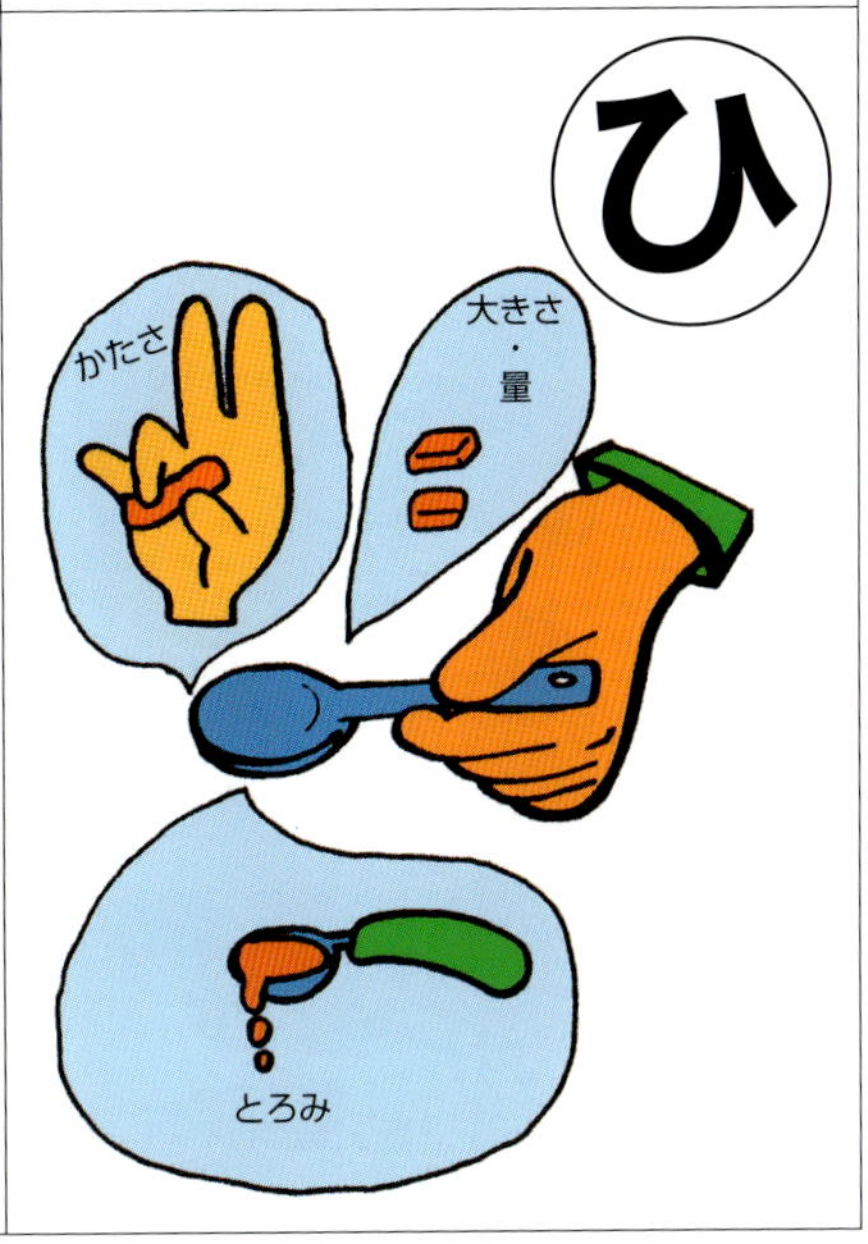
ひ
かたさ
大きさ・量
とろみ

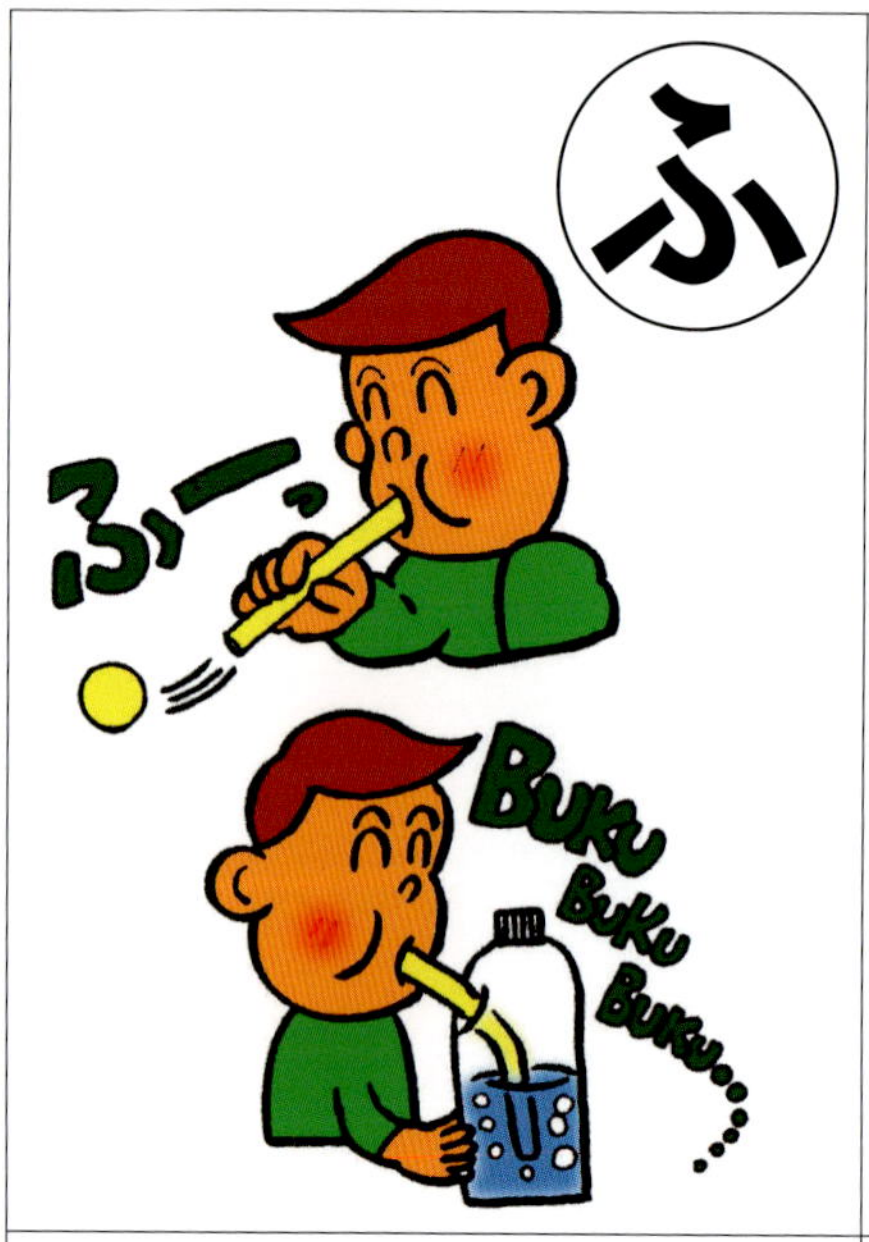
ふ
ふーっ
BUKU
BUKU
BUKU...

へ
前
中
後

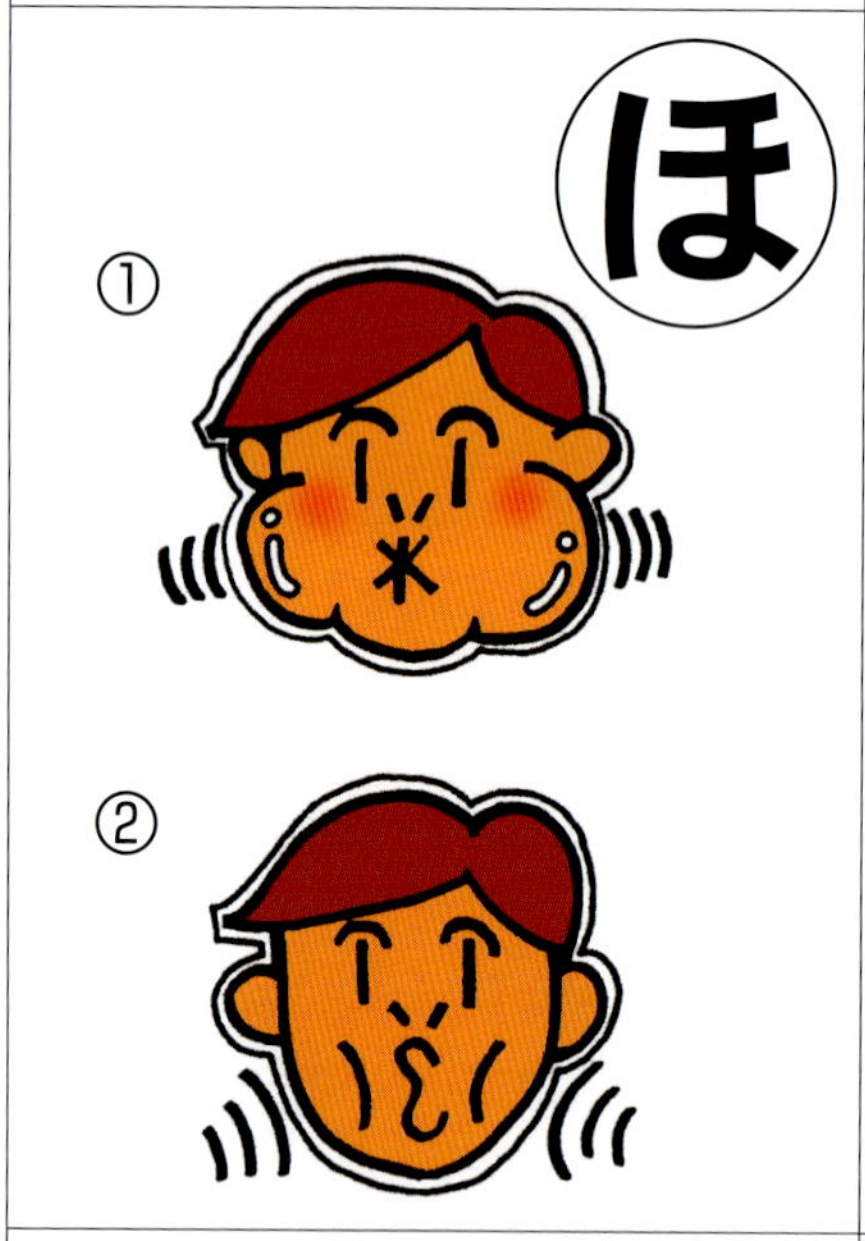
ほ
①
②

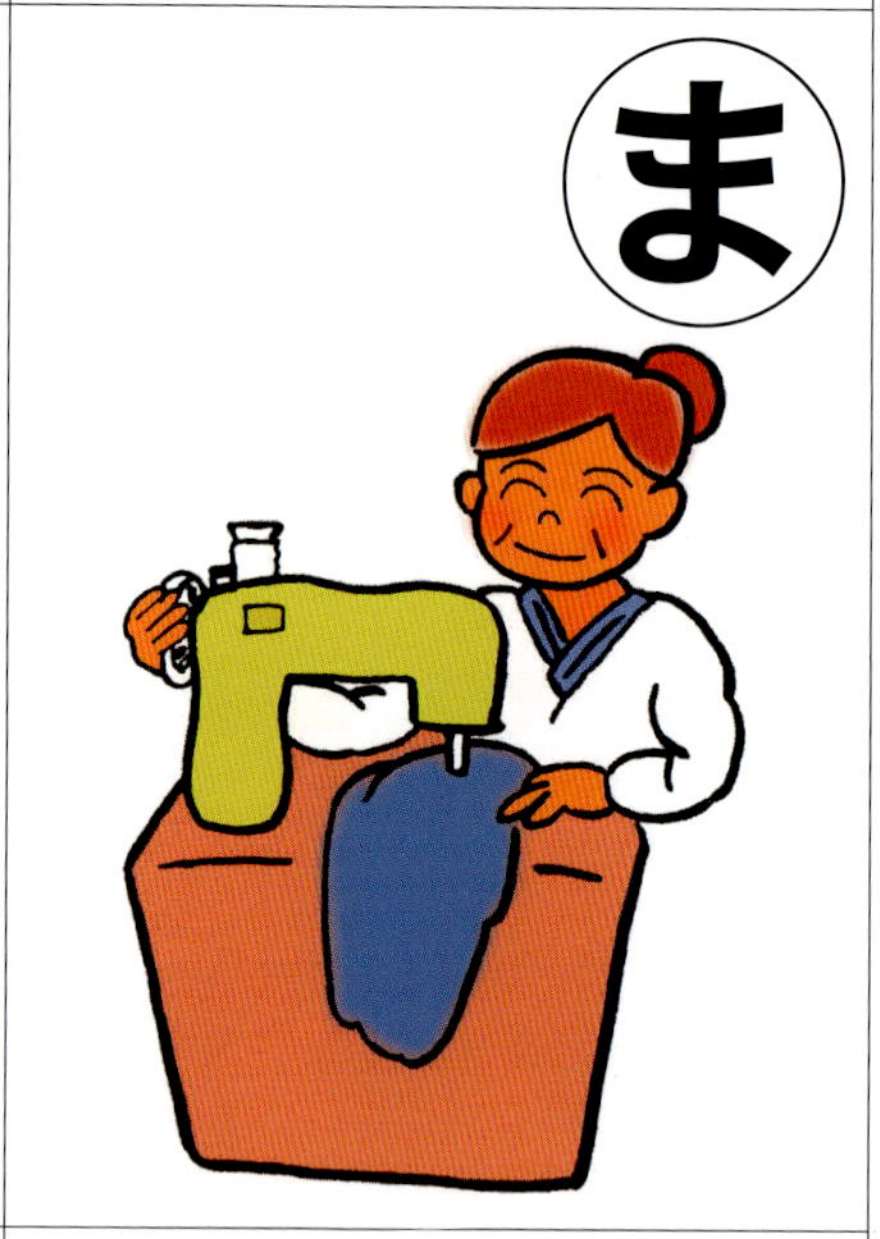
ま

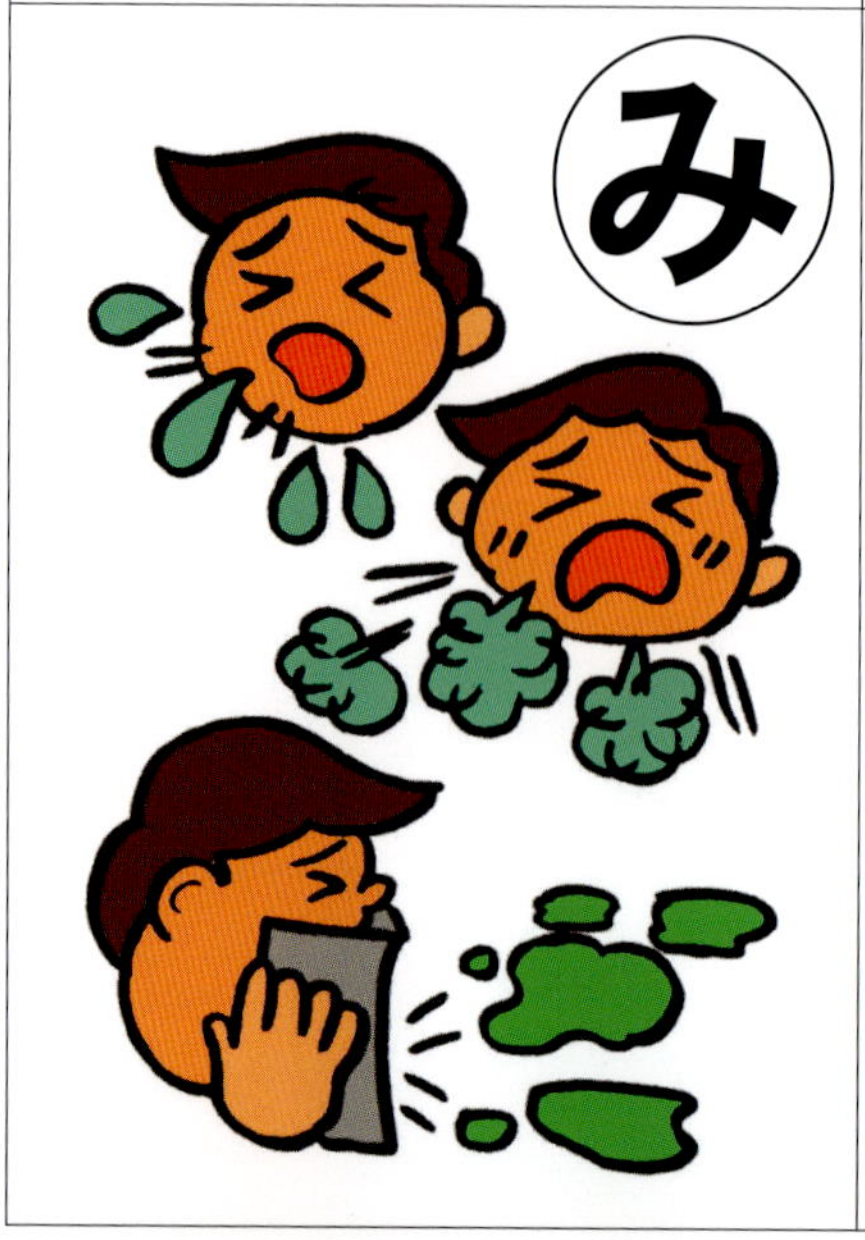
み

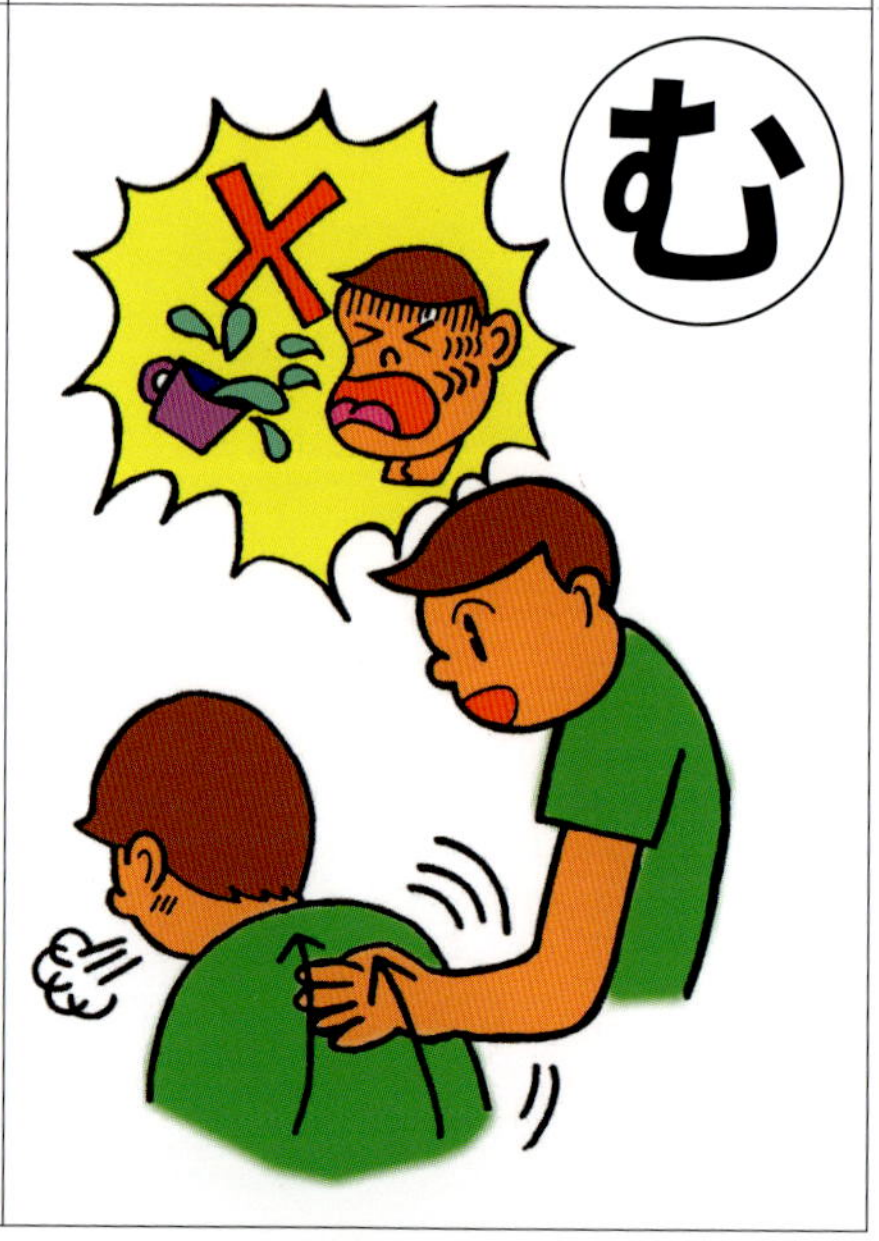
む

め

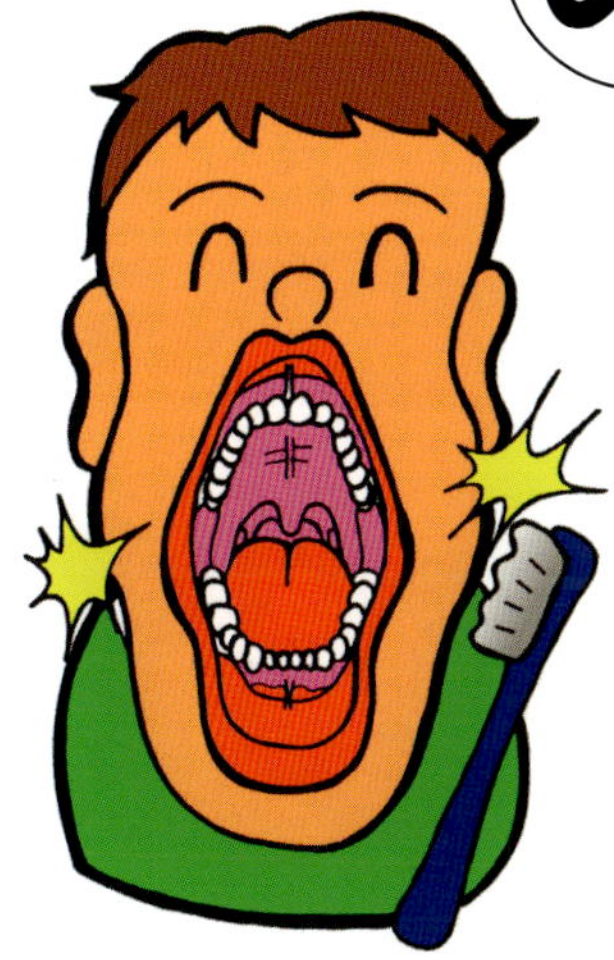

も

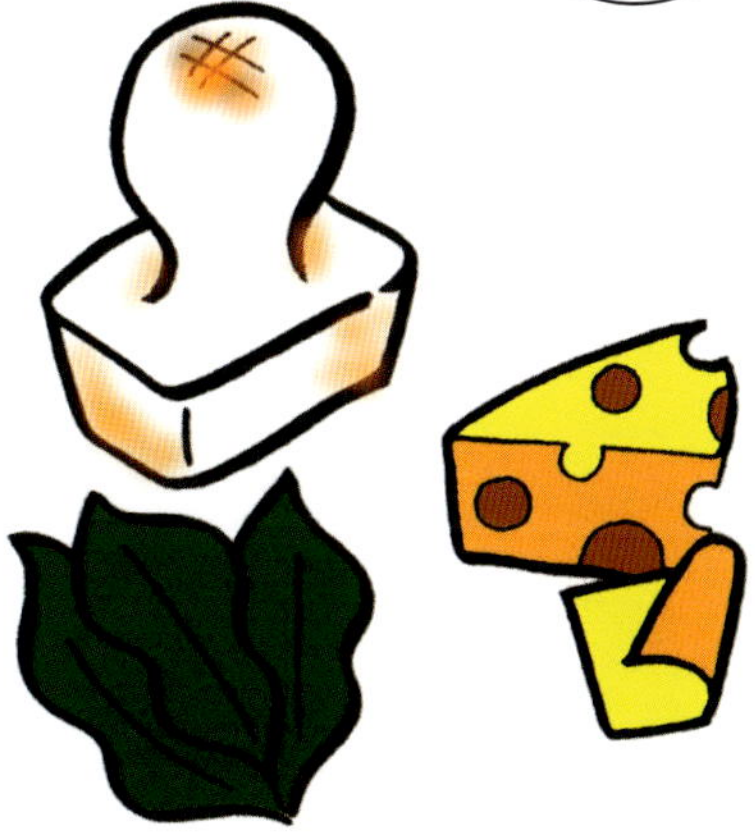

や

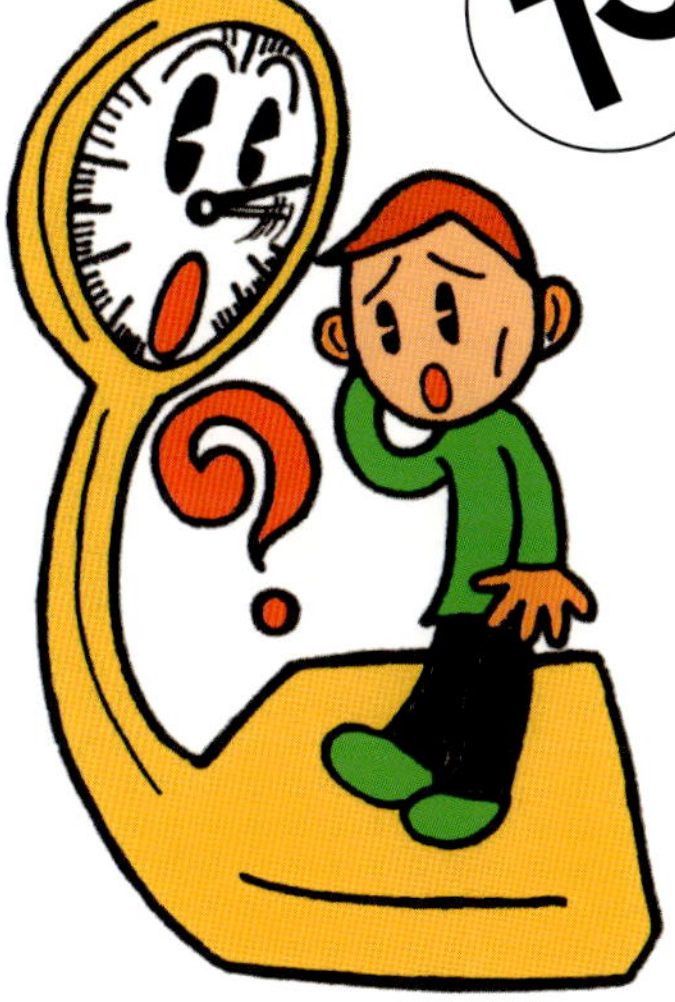

ゆ

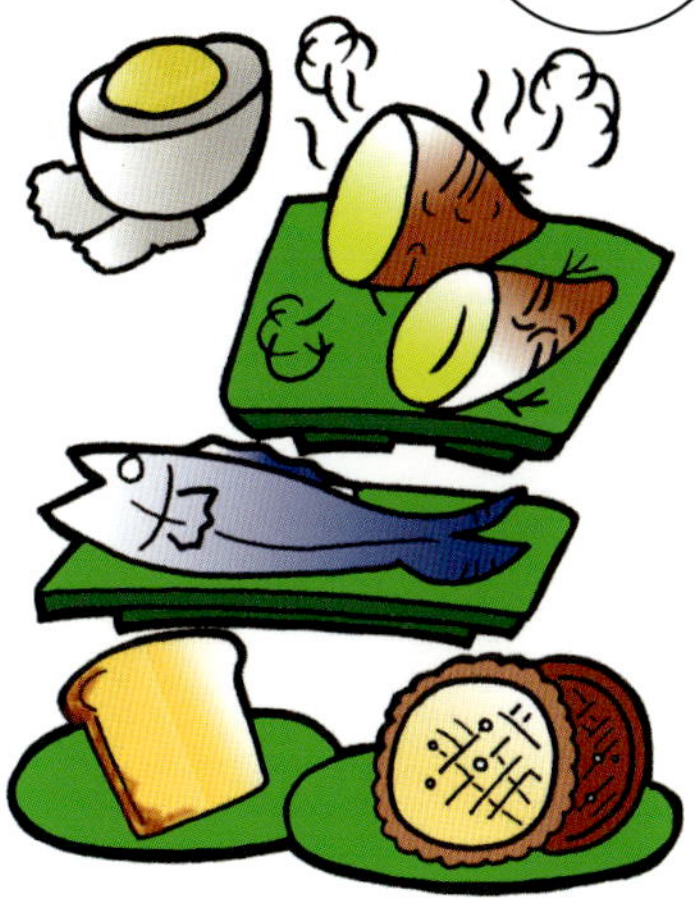

よ

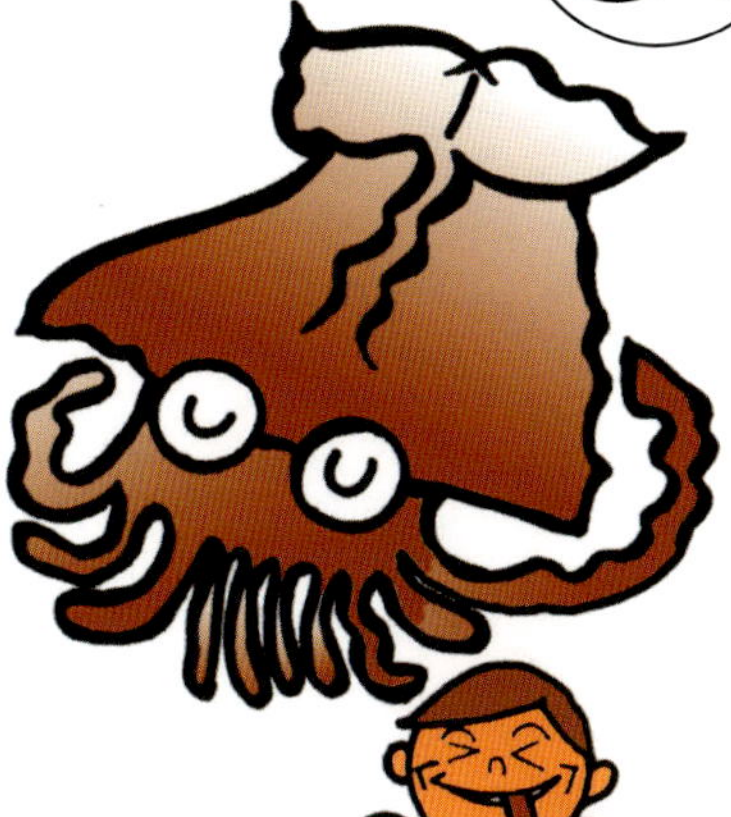

ら

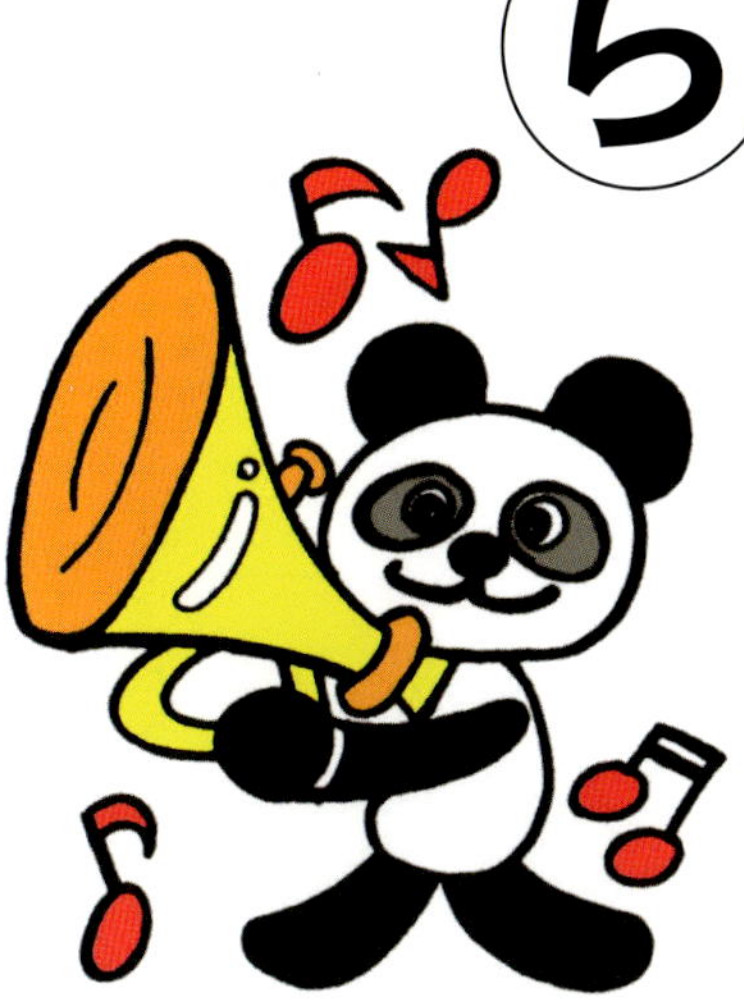

り

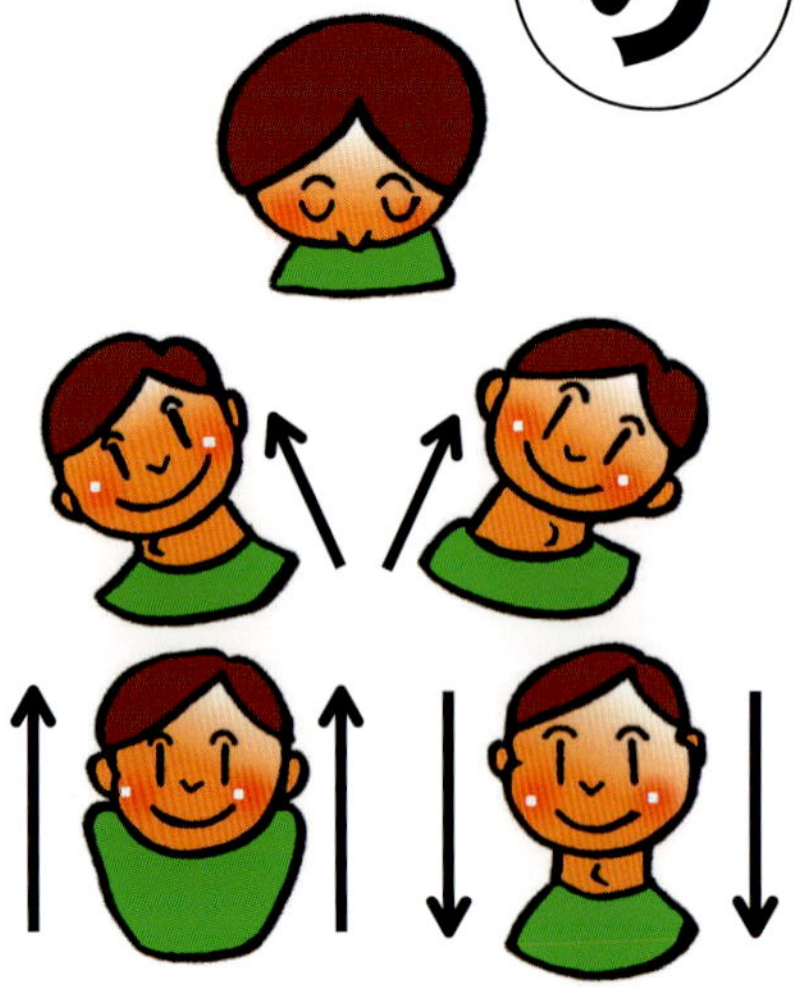

る

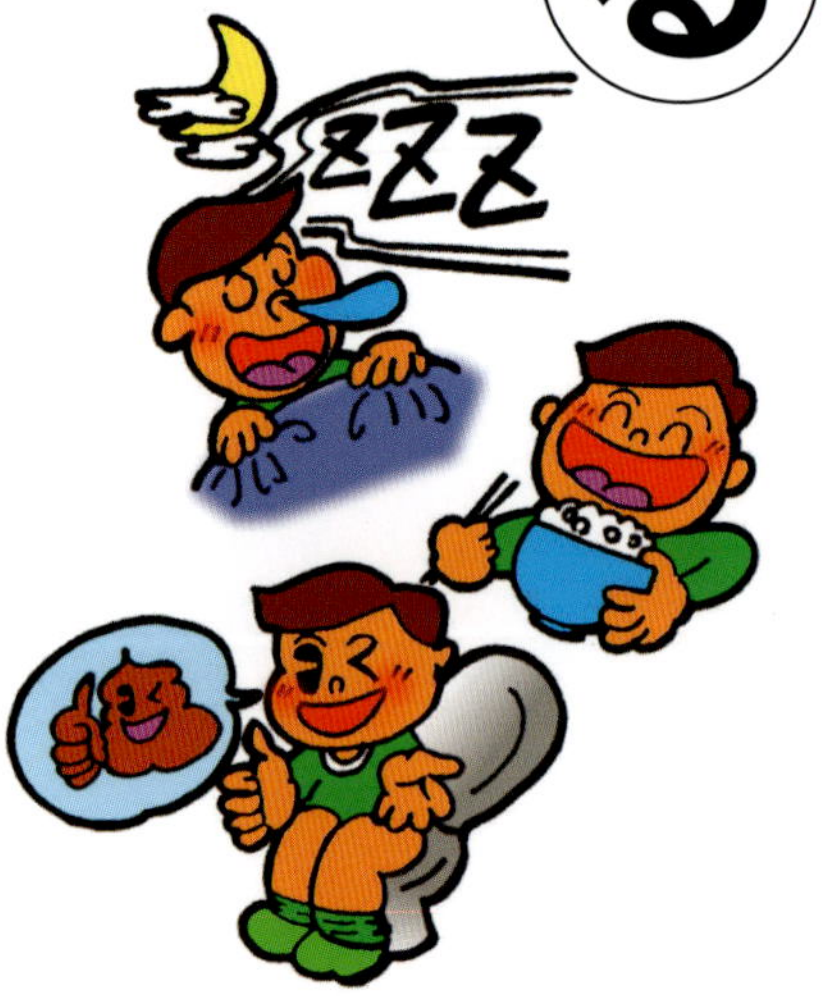

れ

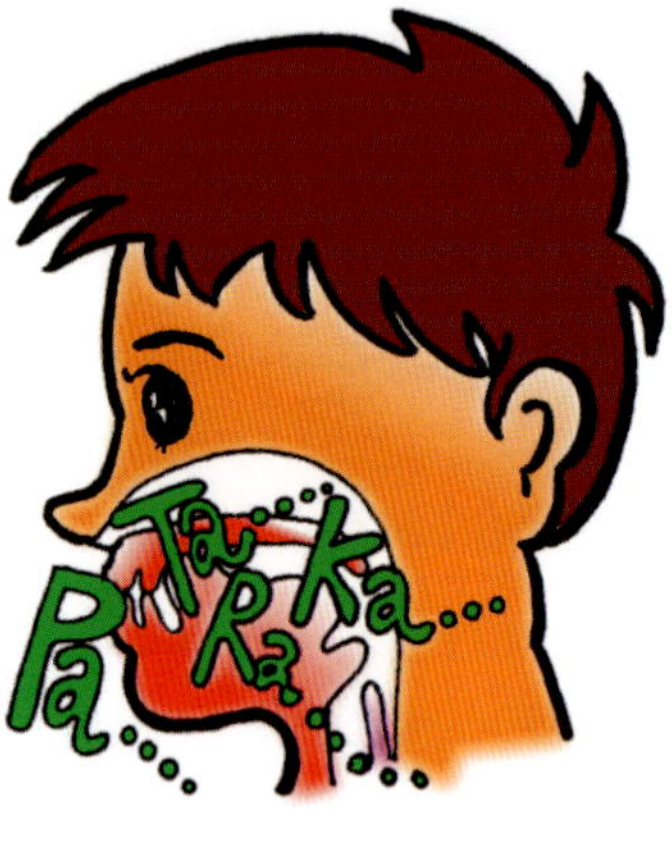

ろ

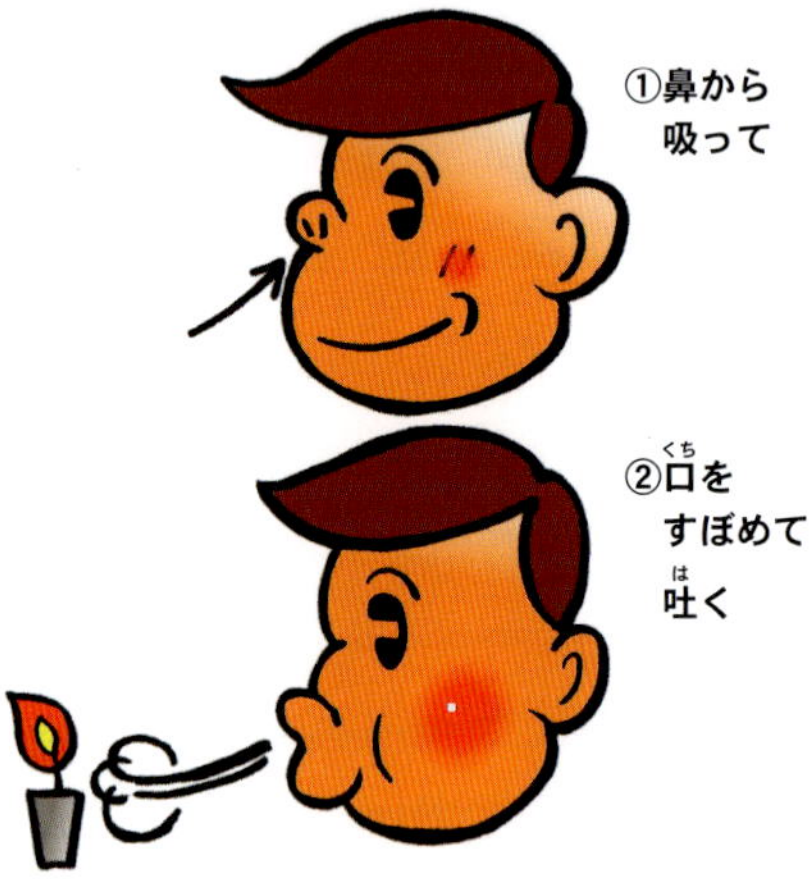

わ

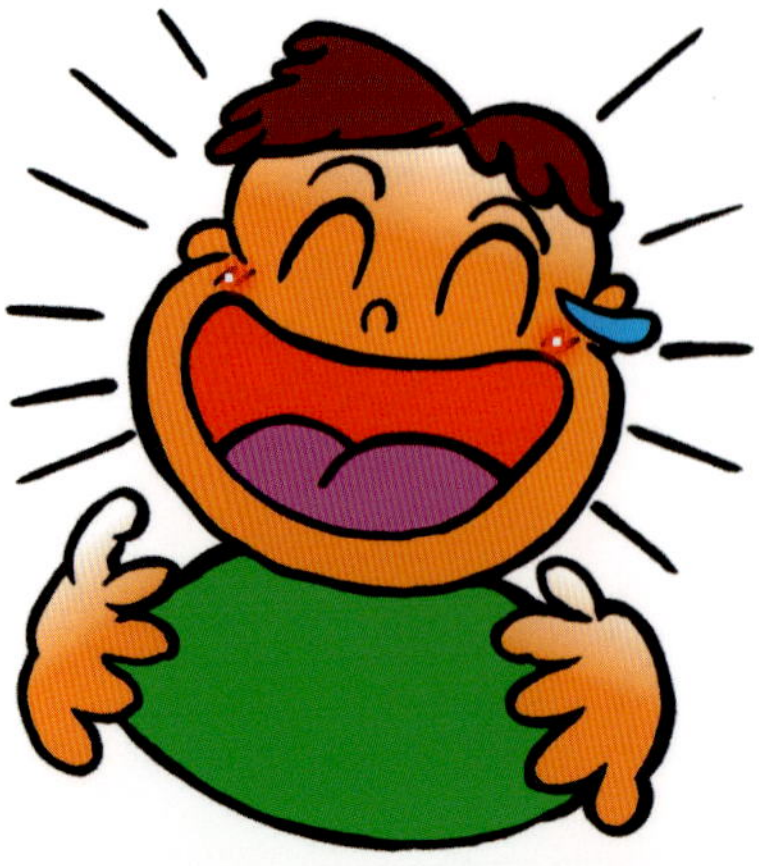

ん

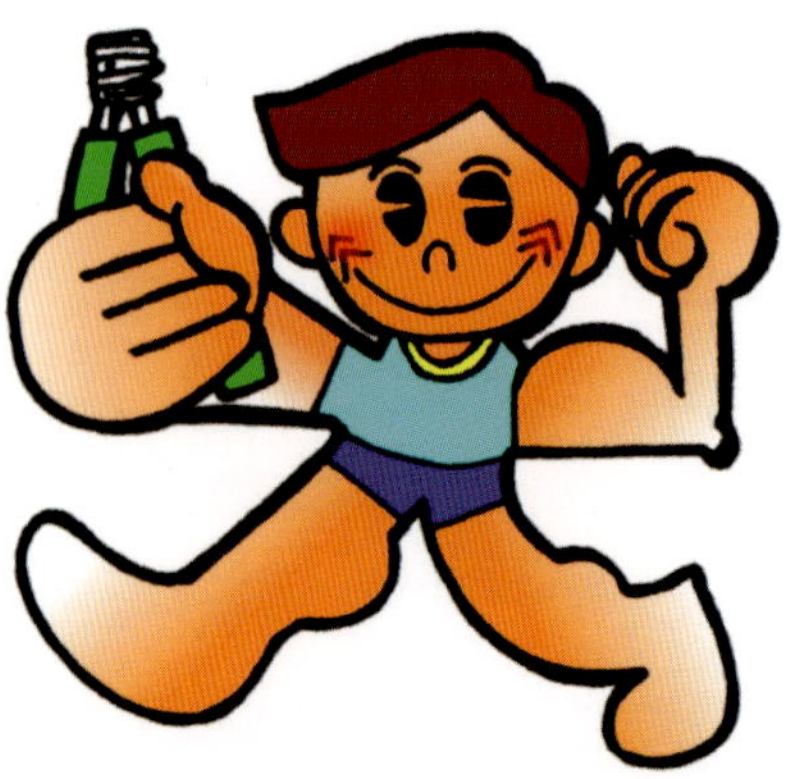

監 修 の こ と ば

このたび黎明書房から青木智恵子さんの『摂食・嚥下リハビリカルタで楽しく遊ぼう』が刊行されることとなりました。これまで青木さんの『Dr・歯科医師・Ns・ST・PT・OT・PHN・管理栄養士　みんなで考えた高齢者の楽しい摂食・嚥下リハビリ＆レク』と『Dr・歯科医師・Ns・PT・OT・ST・PHN・介護福祉士　みんなで考えた高齢者の楽しい介護予防体操＆レク』を監修させていただいたご縁もあって，今回も私が通読し，医学的に正確な情報となるよう訂正させていただきました。あまり厳密で細かいことを言い出すときりがないので，楽しく遊びながら「えんげ：嚥下」や「えんげしょうがい：嚥下障害」のことが身近に感じられればよいナーと思いながら読みました。

さて嚥下障害になると好きなものが食べられなくなり，栄養や水分が不足します。そして怖いのは食べ物や唾液が肺の方に入って「ごえんせいはいえん：誤嚥性肺炎」になることです。超高齢社会となり，肺炎が日本人の死因第３位になりました。肺炎の多くは高齢者の誤嚥性肺炎です。肺炎になると辛く苦しいものです。肺炎になってしまう前に予防することが最も大切です。その対策もこのカルタではいつの間にかわかるように出来ています。

本書を作るにあたりたいへんなご苦労があったと思いますが，このようなカルタが介護の現場に広まれば素晴らしいと思います。大切なことは何度も繰り返されるように出来ていますし，「えんげしょうがい」という難しいことばもいつの間にか，アレルギーがなくなるように楽しい絵が沢山出てきます。カルタの詩は５－７－５を基調としたもので，よく考えられています。でも自分ならこうするかもとか，もっとよいのができるかもなどと思いながら楽しむことも出来るでしょう。

本書が多くの読者に愛されるようになることを祈念しております。

2014年３月吉日

浜松市リハビリテーション病院　藤島一郎

はじめに

わたくしの過去の著書をご活用していただいている全国の方々（ご家族や老人クラブ代表の方，社協（社会福祉協議会）や福祉施設の方，看護師の方，学生の方などなど）から著者に直接声が届きます。特に，『Dr・歯科医師・Ns・ST・PT・OT・PHN・管理栄養士　みんなで考えた高齢者の楽しい摂食《せっしょく》・嚥下《えんげ》リハビリ＆レク』の著書に付けた付録カルタが大好評で，「もっとこうしてほしい！」という強い追加要望も多々聞かれます。そこで，皆様のご要望を可能な限り取り入れ，摂食・嚥下（簡単に表すと，「食べ物をみつけて口《くち》に取り込んでゴックンと飲み込んで，胃に送ること」）について，とっかかりになれるよう，楽しく親しみやい，カルタ塗り絵の本を書きました。

下記のような特典がいっぱいです。

★介護予防レク・地域・サロン・高齢者施設・高齢者大学・老人クラブ・そのほか家族，孫と楽しく交流できます。
★塗り絵もできます。
★カラー見本付き！　拡大すれば，そのままカルタとして使えます。
★五七調で唱えて摂食・嚥下のことが学べます。
★内容種類マークつきなので関連文字で仲間分けできます。
★さらに詳しく知りたい方のために参考文献が巻末に示してあります。
★標語にもなります。
★施設内でのポスター啓発《けいはつ》にも可です。
★そのまま拡大・縮小コピーができ，簡便です。
★おたよりイラストにもOK！
★文字の中には昔を思い出したり，グループトークの話題にする等，頭の体操になるものもあります。
＊本書のカルタは福祉の現場で使用するためのものです。営利目的での複製は著作権侵害となります。
＊営利目的でなくても許可なく複製し頒布することは著作権法により禁じられています。

また，嚥下（ごくんと飲み込むこと）を鍛《きた》える体操として，藤島一郎先生の「おでこ体操」にもふれてあります。ぜひ皆さん，「唱えて，話して，やってみて」，お口の寝たきり予防の一助として本書をご活用いただけると，著者，冥利に尽きます。

2014年1月1日

青木智恵子（本名　鈴木智恵子）

この本の使い方

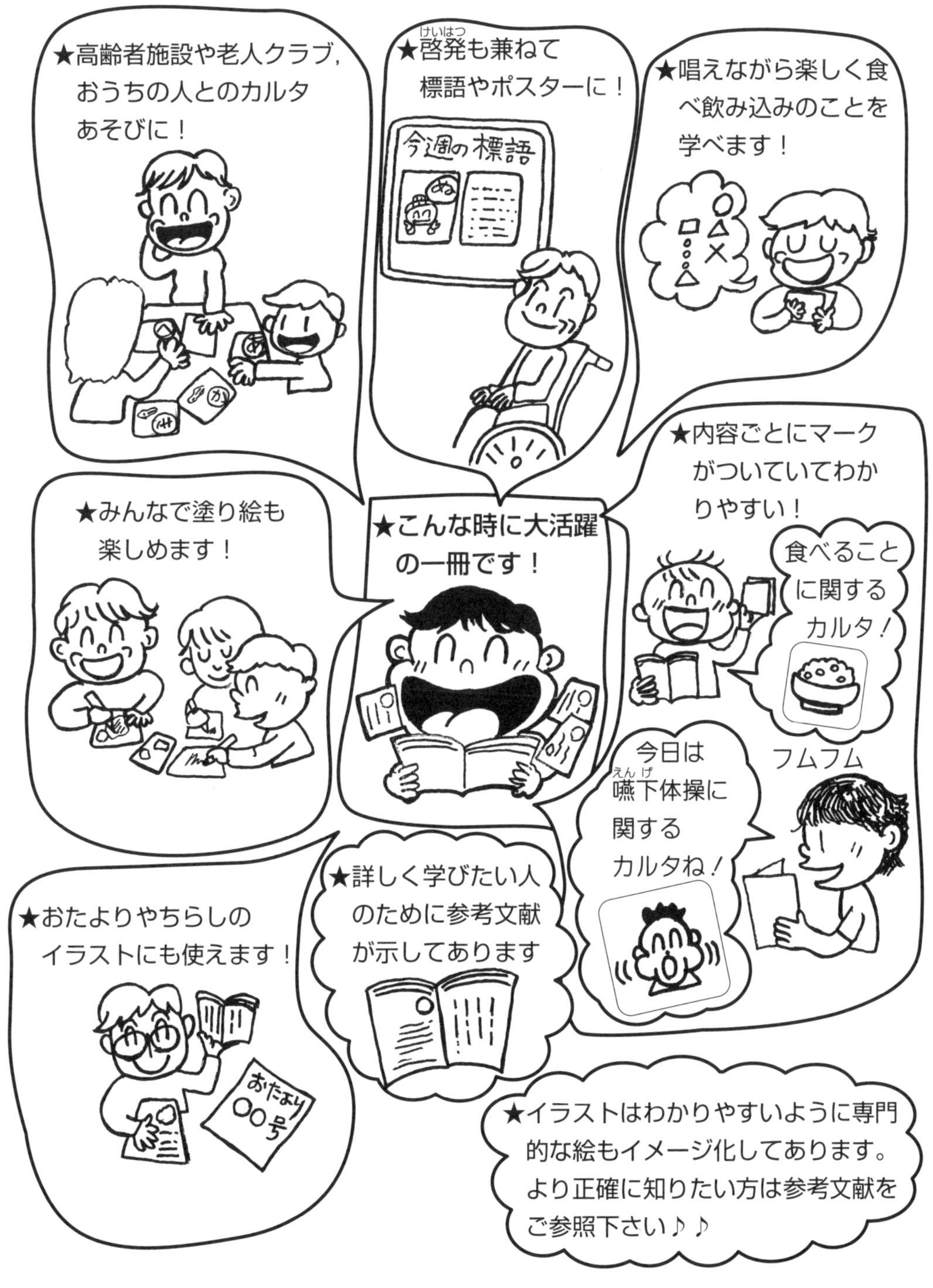
★高齢者施設や老人クラブ，おうちの人とのカルタあそびに！
★啓発《けいはつ》も兼ねて標語やポスターに！
今週の標語
★唱えながら楽しく食べ飲み込みのことを学べます！
★みんなで塗り絵も楽しめます！
★こんな時に大活躍の一冊です！
★内容ごとにマークがついていてわかりやすい！
食べることに関するカルタ！
フムフム
今日は嚥下《えんげ》体操に関するカルタね！
★おたよりやちらしのイラストにも使えます！
おたより
〇〇号
★詳しく学びたい人のために参考文献が示してあります
★イラストはわかりやすいように専門的な絵もイメージ化してあります。より正確に知りたい方は参考文献をご参照下さい♪♪

カルタの作り方

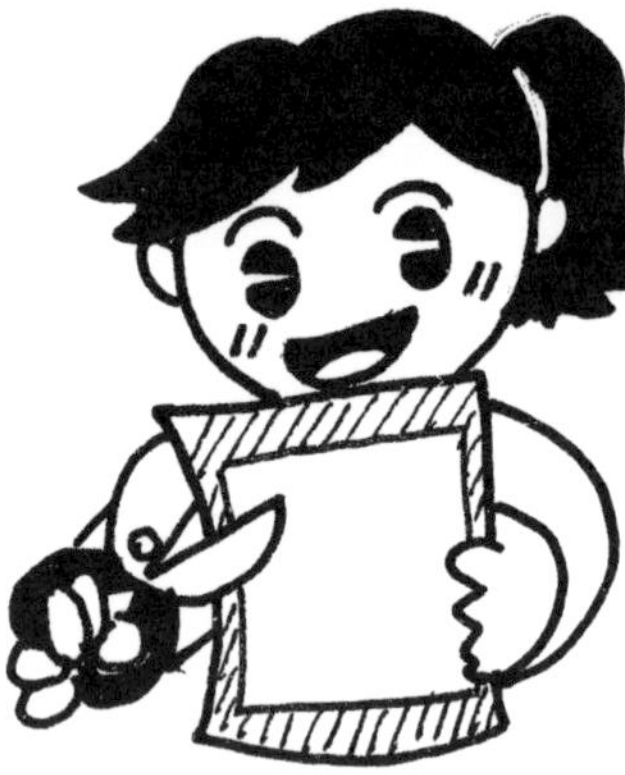

①　この本の絵札を適当な大きさにコピーし，切り取り，そのまま絵札として使って楽しむ。網かけの部分を少し残して切り取る。

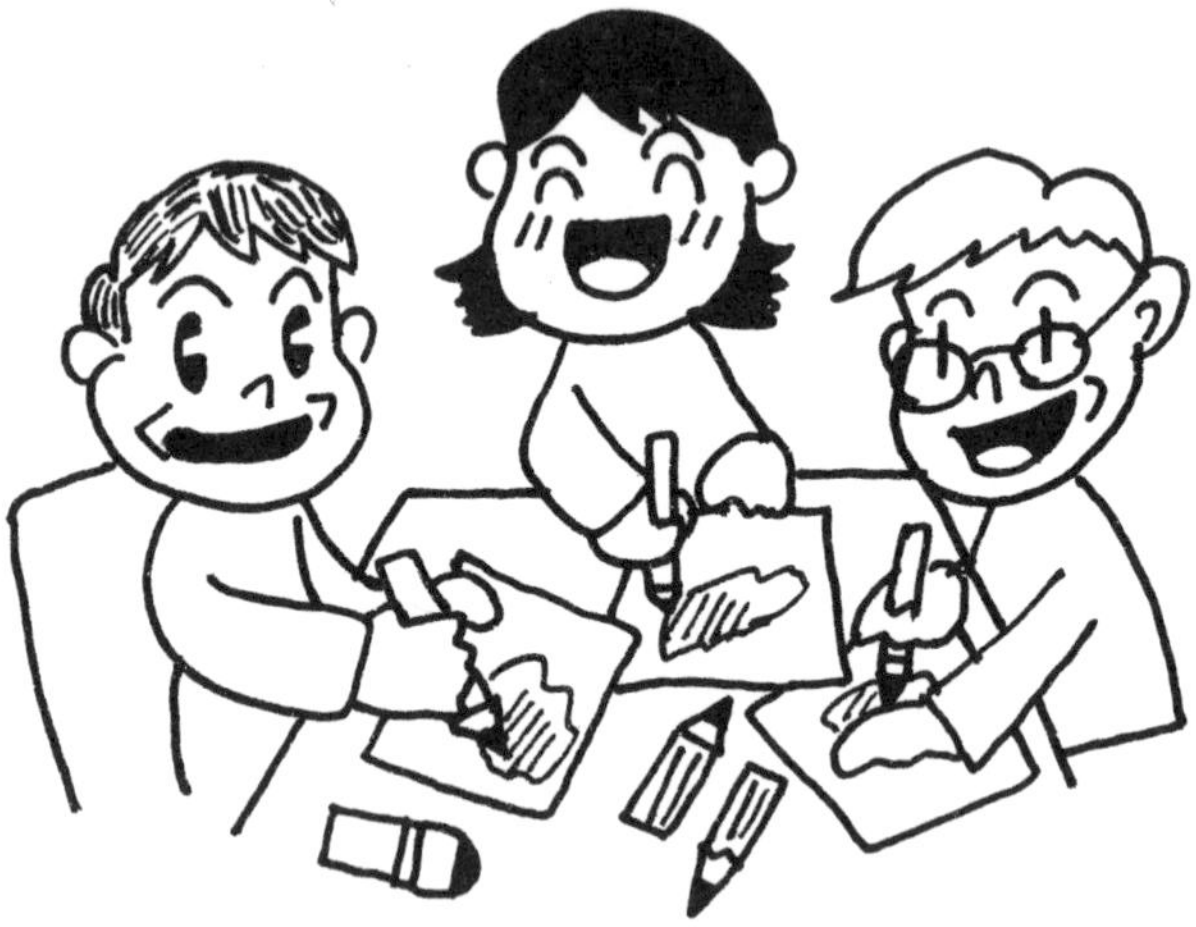

②　①に好きな色を塗って，楽しむ。

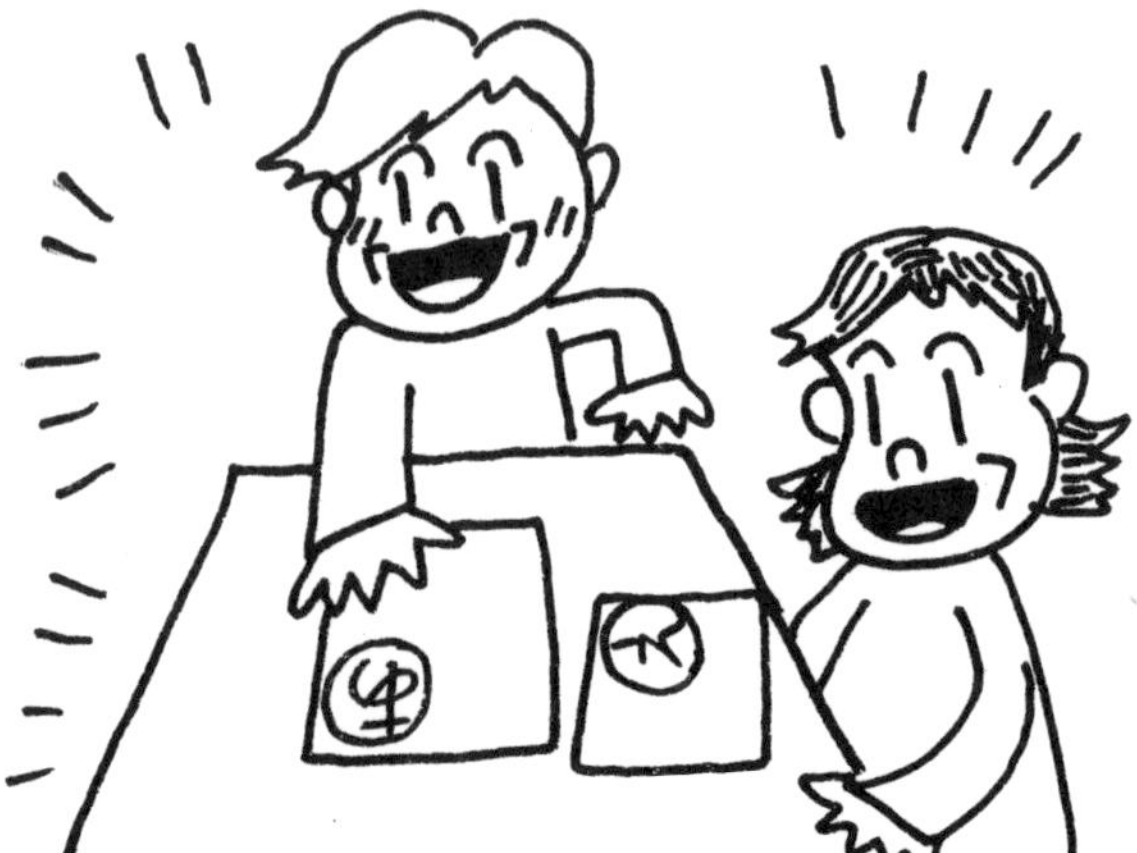

③　カラー口絵の絵札を拡大コピーし，切り取り，そのまま絵札として使って楽しむ。

この本のマーク一覧

嚥下《えんげ》体操マーク

食べるときの色々マーク

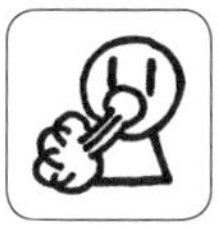
主に呼吸の訓練などに関連するマーク

全体を通しての標語マーク

介護予防・寝たきり予防に関するマーク

口腔《こうくう》ケアマーク

対処や知識のマーク

グループトークの話題や話のネタ，ゲームにつながるマーク

発音訓練マーク

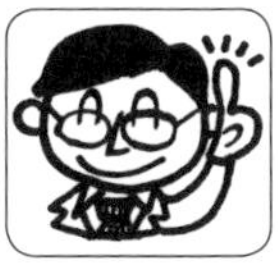
読み札の句の解説を示しています

その句に関連する他のⓐⓘⓤⓔⓞ……を，示しています

もくじ

もくじ

もくじ

あっかんべー
ベロ出《だ》し、入《い》れて
筋《きん》トレだ

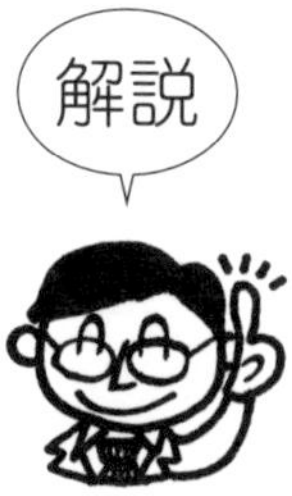

食事の前の準備体操として，お口《くち》の体操をしましょう。

舌《した》をぐっと前に出したり，引っこめたりしてみましょう。

２～３回行ったら，今度は，左右にも２～３回行いましょう。

柔軟性向上や筋力トレーニングにもなります。

舌（した，ベロ，ぜつ）

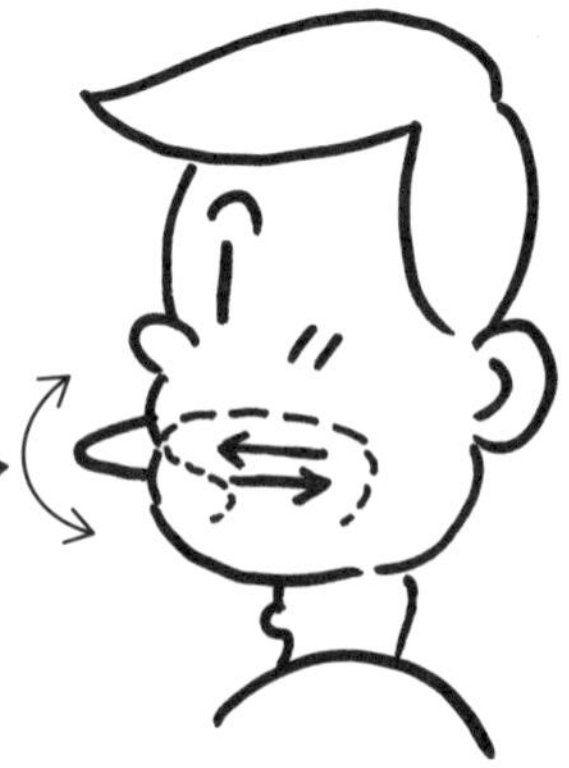

→ ㋛ ㋟ ㋤ ㋥ ㋭ ㋮ ㋶ ㋷ ㋹ ㋺

参考文献　1）2）5）

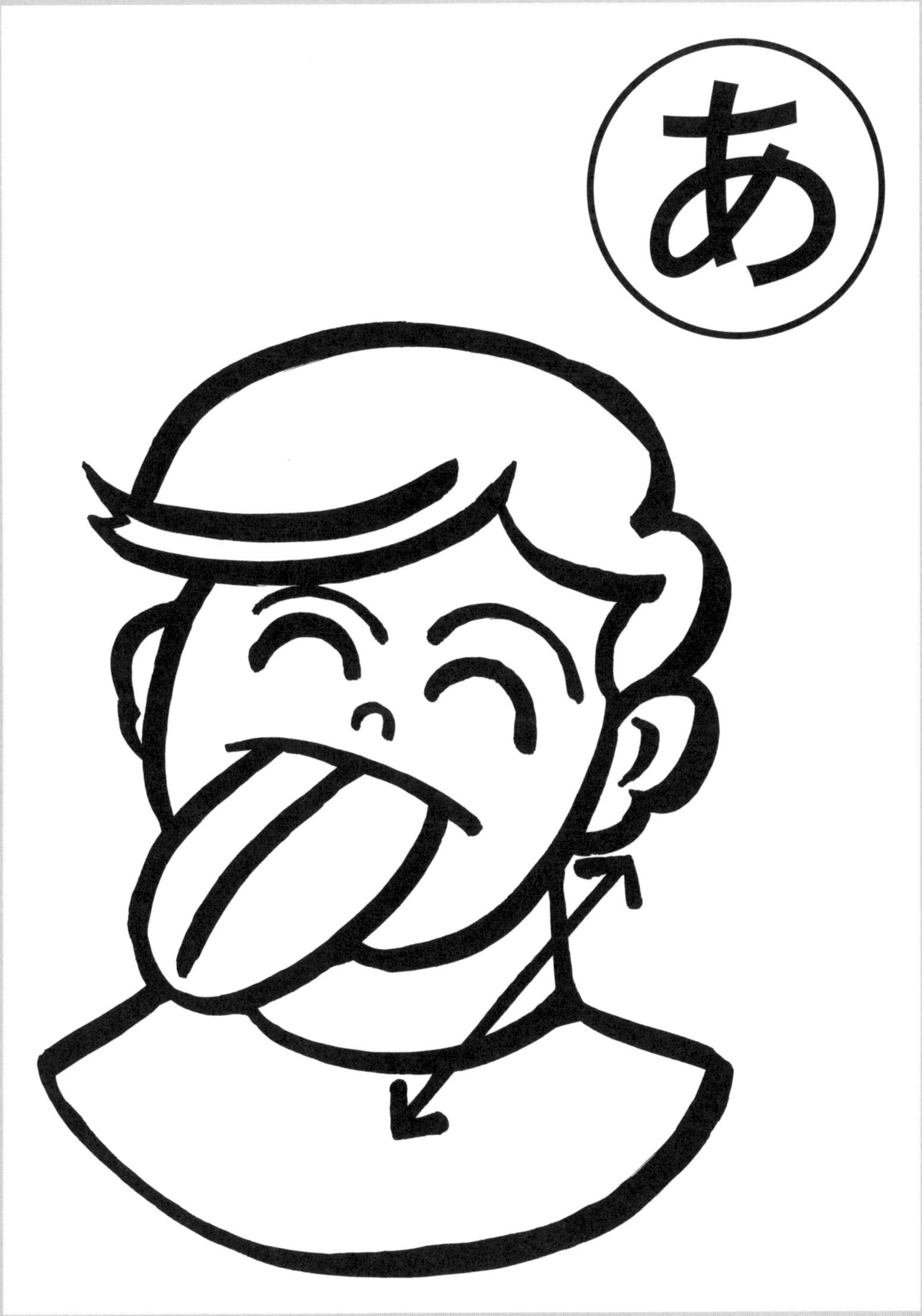
あ

いき（息）を吸《す》い、しっかり止《と》めて、ゴックン、ハァッ

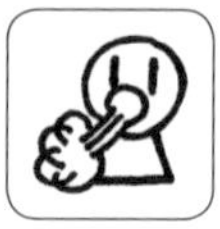

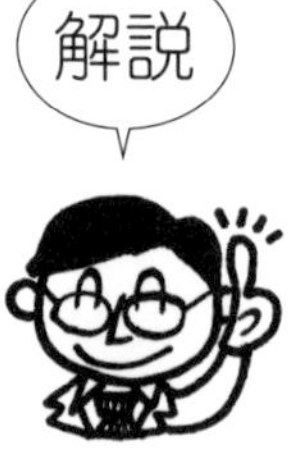

私たちは，「ゴクン」と食べ物を飲み込む時は息を止めていて，飲み込んだ後に吐《は》く息から呼吸を始めます。

この，自然なゴクンと呼吸のタイミングを強調した方法を「息こらえ嚥下《えんげ》」と言います。

息を十分に吸い込んでから，息を止め，意識を嚥下に集中して「ゴクン」と飲み込み，その後に息を勢いよく吐くようにしてみましょう。

誤嚥《ごえん》の危険が減少します。

→ う え か が こ せ ち と は ひ ふ へ み む も ゆ ろ

参考文献　1）p.224　3）p.100

い

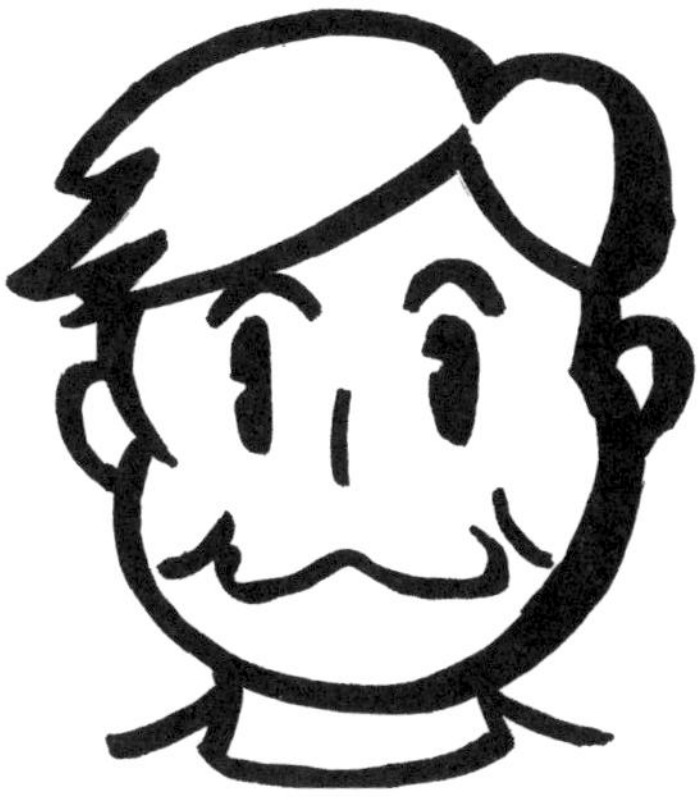

①食べ物を口《くち》に
ふくみ

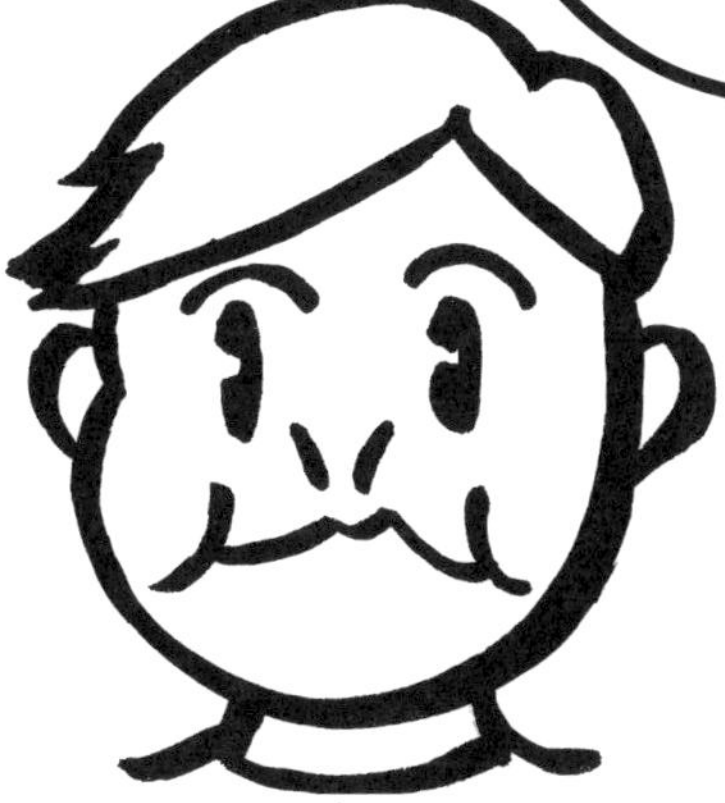

②鼻から息を吸いしっかり止める
（この時ハミングしながら息を止
めると声帯が閉じます）

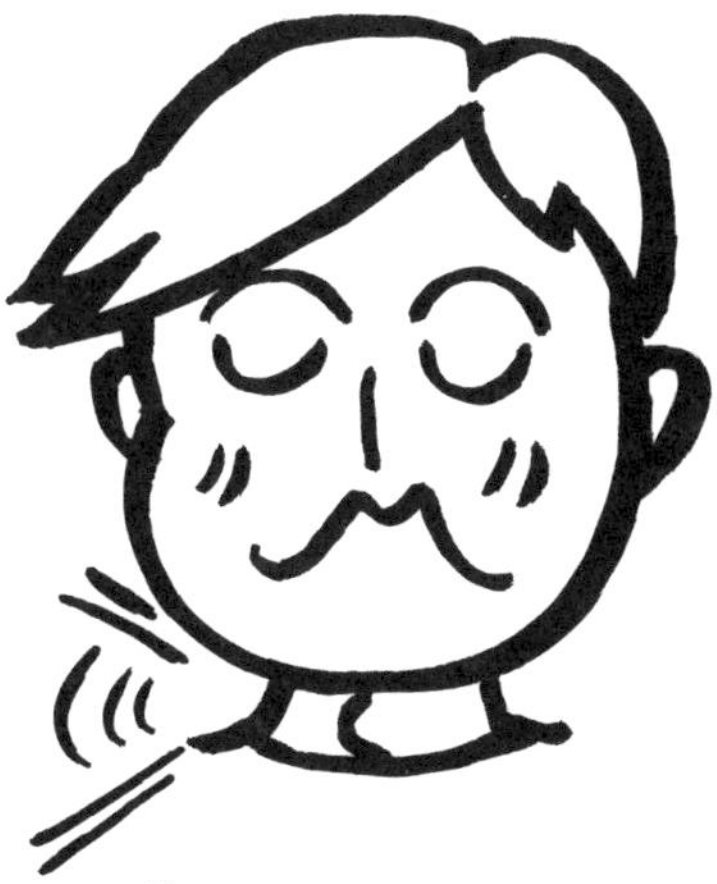

③ゴクン　飲み込む

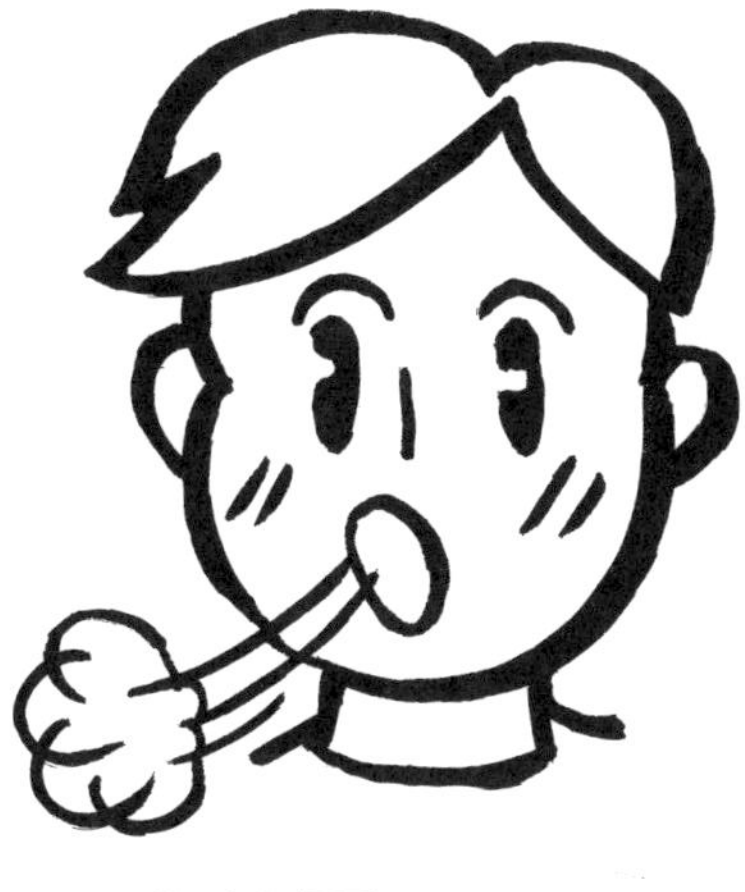

④ハアッ　口から息を吐《は》く

う

うえ（上）向《む》いて
食《た》べるとむせる
危《き》険《けん》だよ

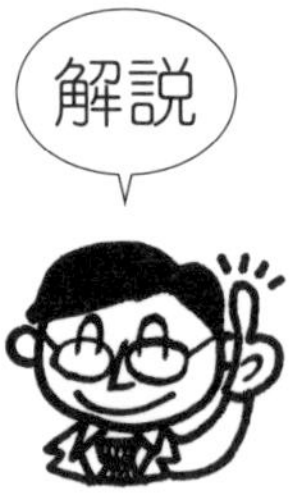

上を向いて，あごを出すような姿勢で，食べ物や飲み物を摂取《せっしゅ》すると，誤嚥《ごえん》の危険性が高まります。

軽く下を向くような姿勢で，少しずつ摂取するように心がけましょう。

→ い か が ち と は ひ へ み む も ゆ

参考文献　1）p.102～p.106　5）

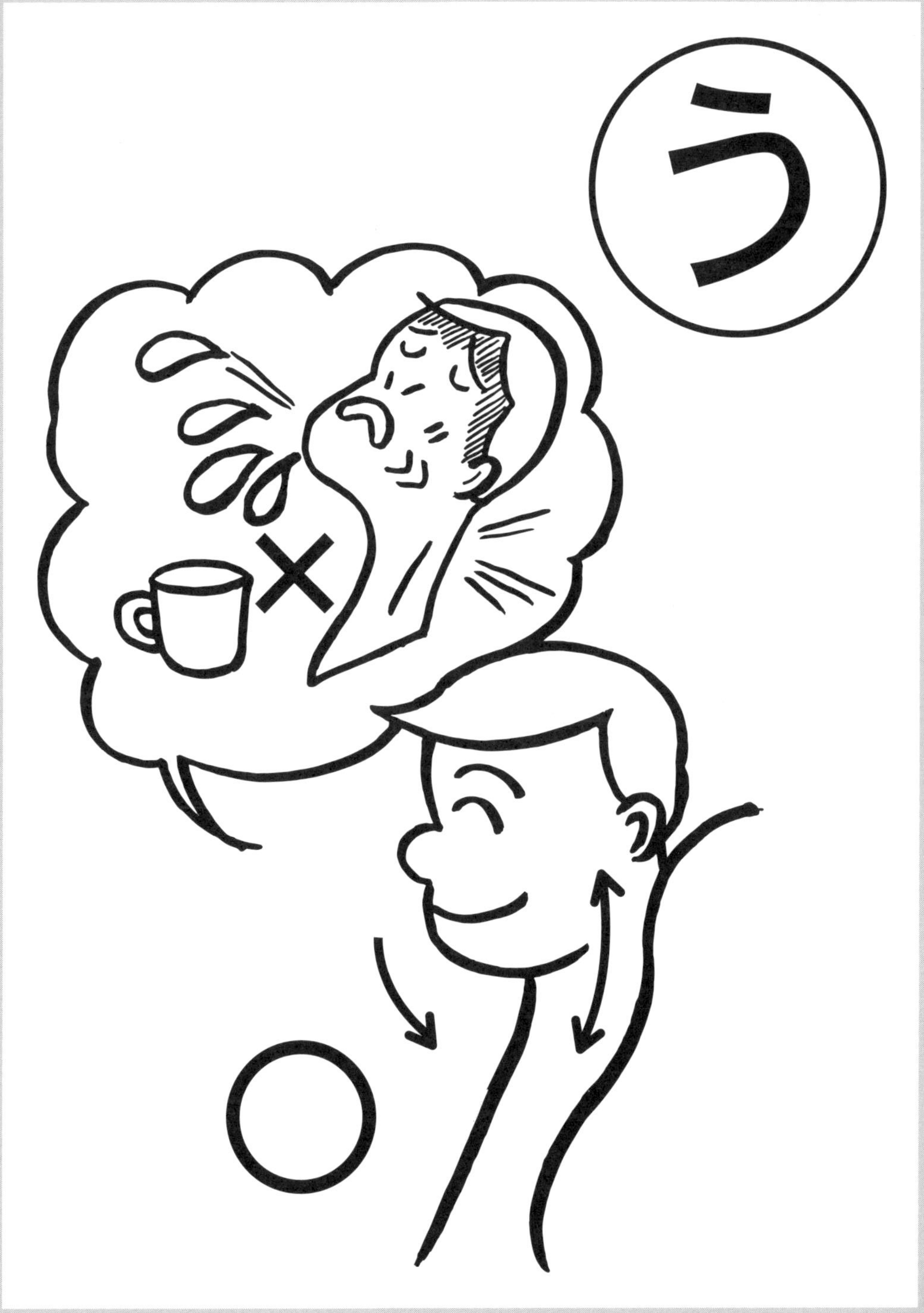
う

えへんという
咳払《せきばら》いして
痰《たん》を出《だ》す

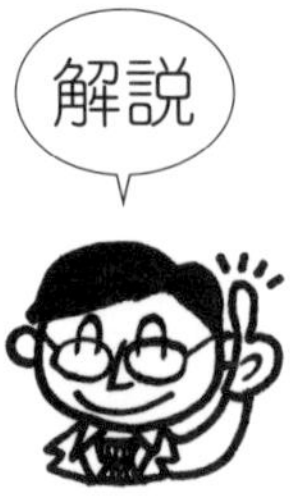

誤嚥《ごえん》対策として，咳《せき》や呼吸の訓練があります。

咳の訓練としては，エヘン（ゴホン）と，意識的に強い咳をする練習をしてみましょう。

これは声門《せいもん》という息の通り道や，呼吸の強化につながります。

また，痰《たん》や誤嚥物を勢いよく吐《は》きだす時にも役立ちます。

→ い こ せ ふ ろ

参考文献　1）p.224

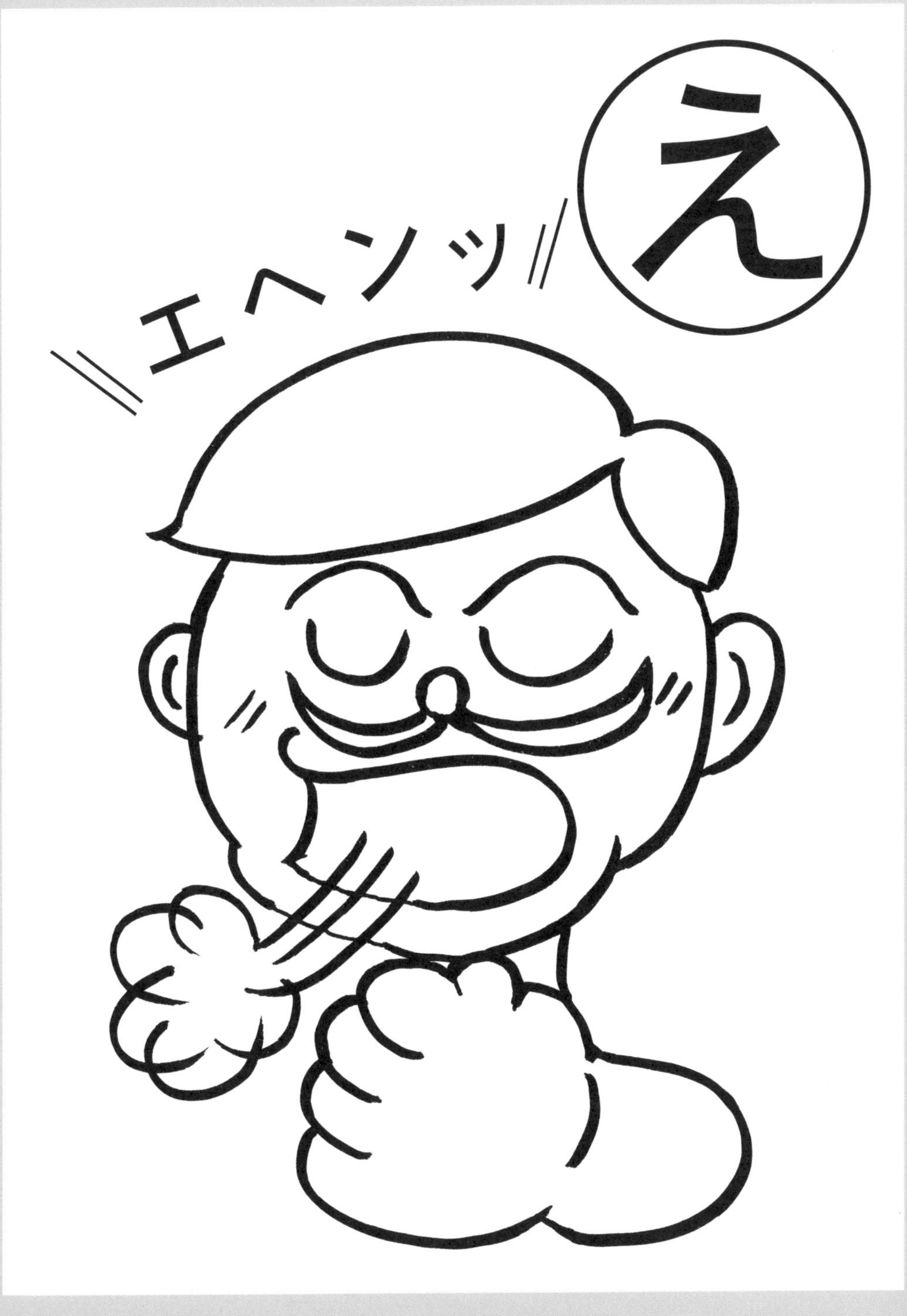
え
エヘンッ

おいしいね

口《くち》から食《た》べる

喜《よろこ》びよ

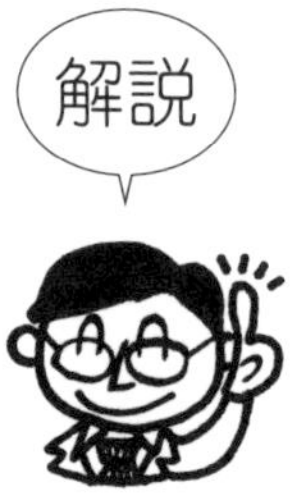

「口《くち》から食べる」ということは，全身の体の機能によいだけではなく，生きる喜びや意欲や楽しみにつながっていきます。

みんなで「おいしいね」という気持ちを共有しながら，「口から食べる」喜びを噛《か》みしめていきたいですね。

→ ね る

お

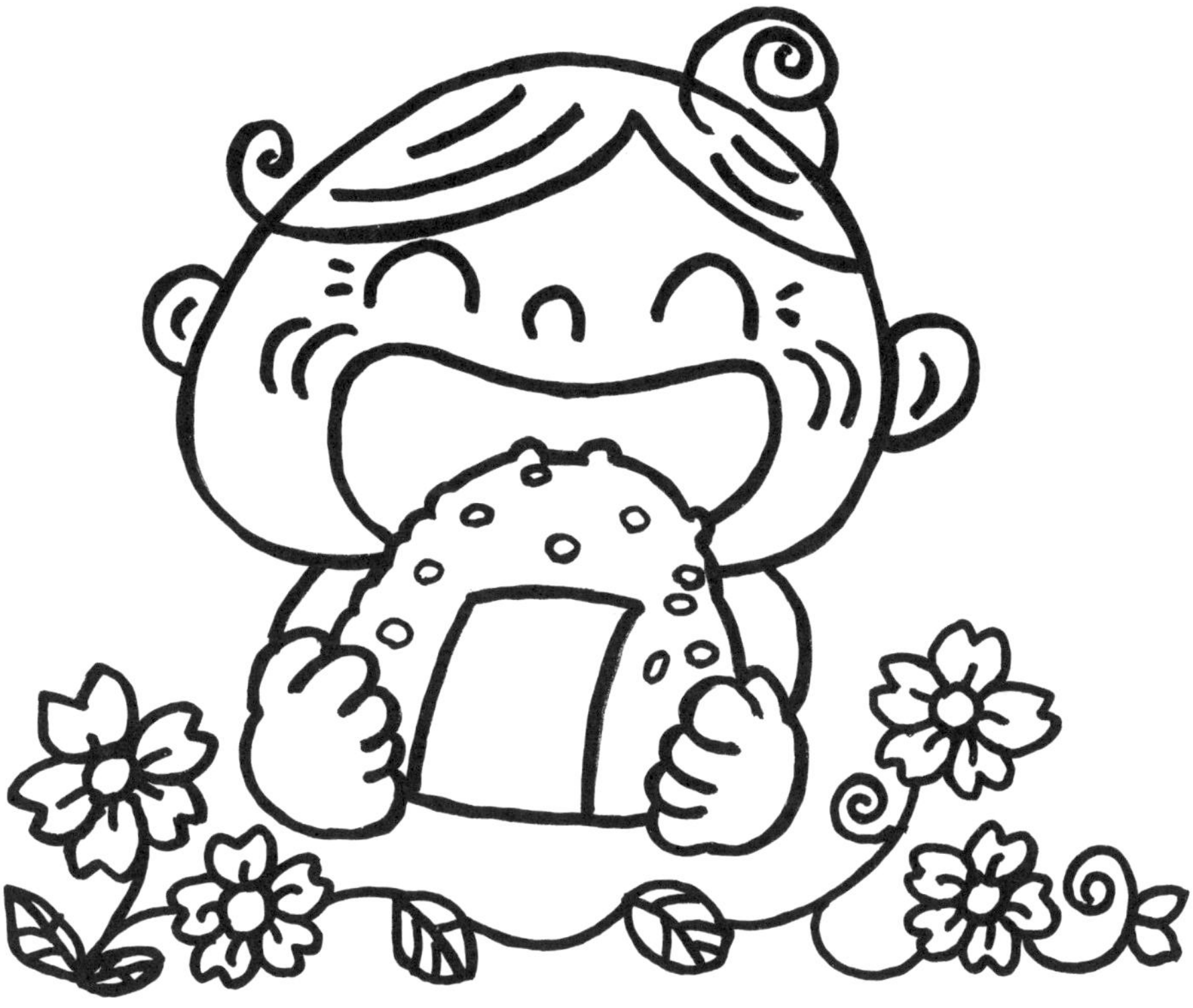

かんだ後《あと》
バラバラになる
ピーナッツ

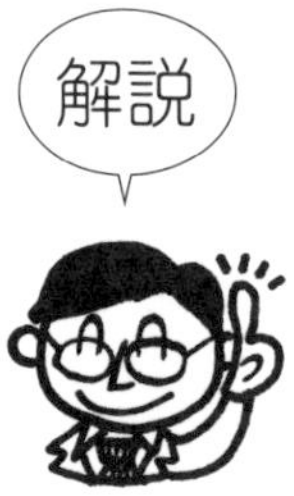

噛《か》んだ後，バラバラになるような食品も，むせやすい食品としてあげられます。

ピーナッツ，かまぼこ，ピラフなどの例があげられますが，嚥下《えんげ》障害のある方はできるだけさけるようにしたり，飲み込みやすい形に整えたりしてから食べることをおすすめします。

→ い う が ち と は ひ へ む も ゆ

参考文献　1）p.159

か

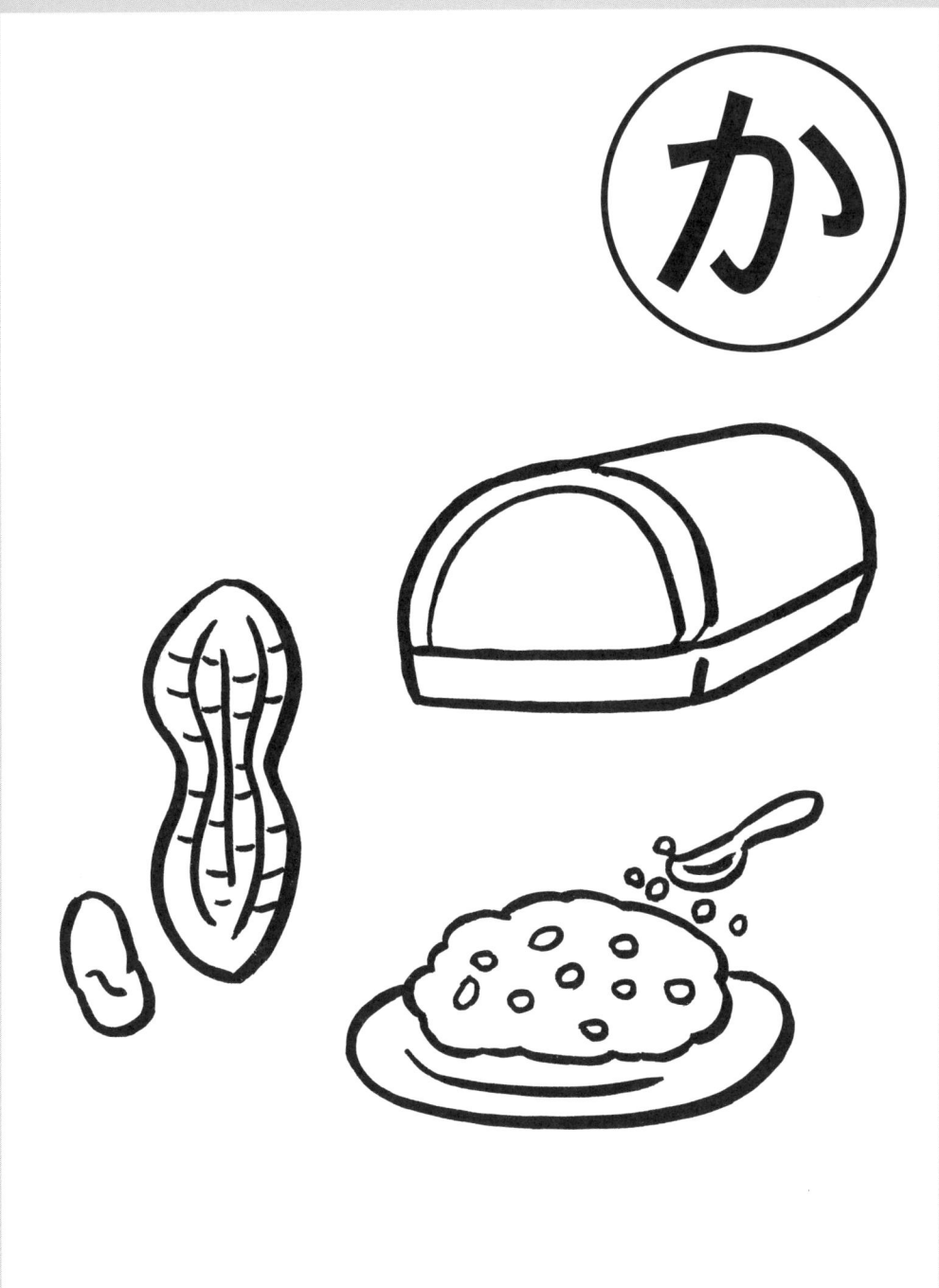

がんもどき
スイカやパインも
むせやすい

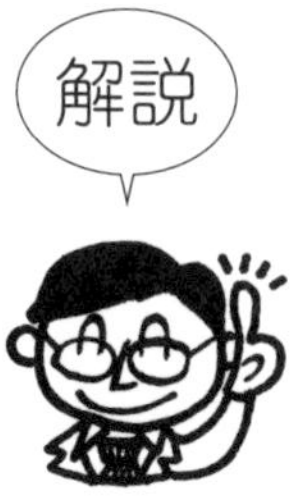

がんもどきの煮物，スイカ，パイン，具入りみそ汁，すじや袋がついたみかんなど，水分と固形物に分かれる食べ物もむせやすい食品です。

好物だと食べられる場合もありますが，嚥《えん》下《げ》障害のある方は，むせにくい形態にするなど，工夫をしたり，専門家に十分相談して注意しましょう。

→ い う か ち と は ひ へ む も ゆ

参考文献　3）p.145

が

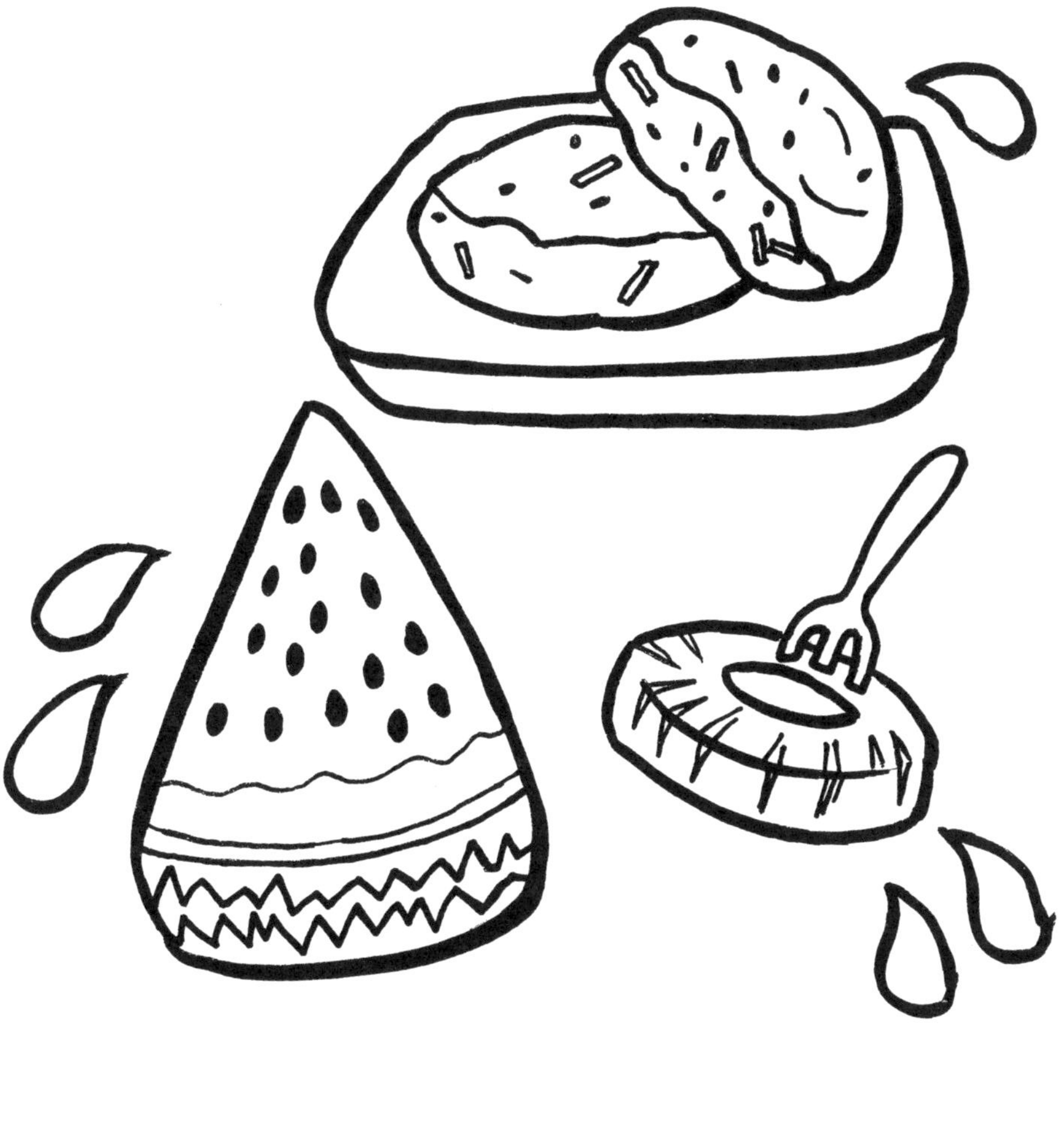

きれいだと
いいこといっぱい
口《くち》の中《なか》

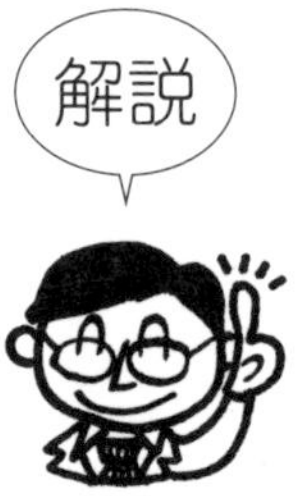

口《くち》の中を清潔に保つことは虫歯や歯周病《ししゅうびょう》の予防だけでなく，様々な病気の予防になります。

認知する働きの低下も予防します。

人とのコミュニケーションがとりやすくなり，人との関係もスムーズになりますね。

味覚などの口の中の感覚もよくなり，気分も爽快，食欲も増すことでしょう。

いいことがいっぱいです。

→ ㋗ ㋘ ㋚ ㋱

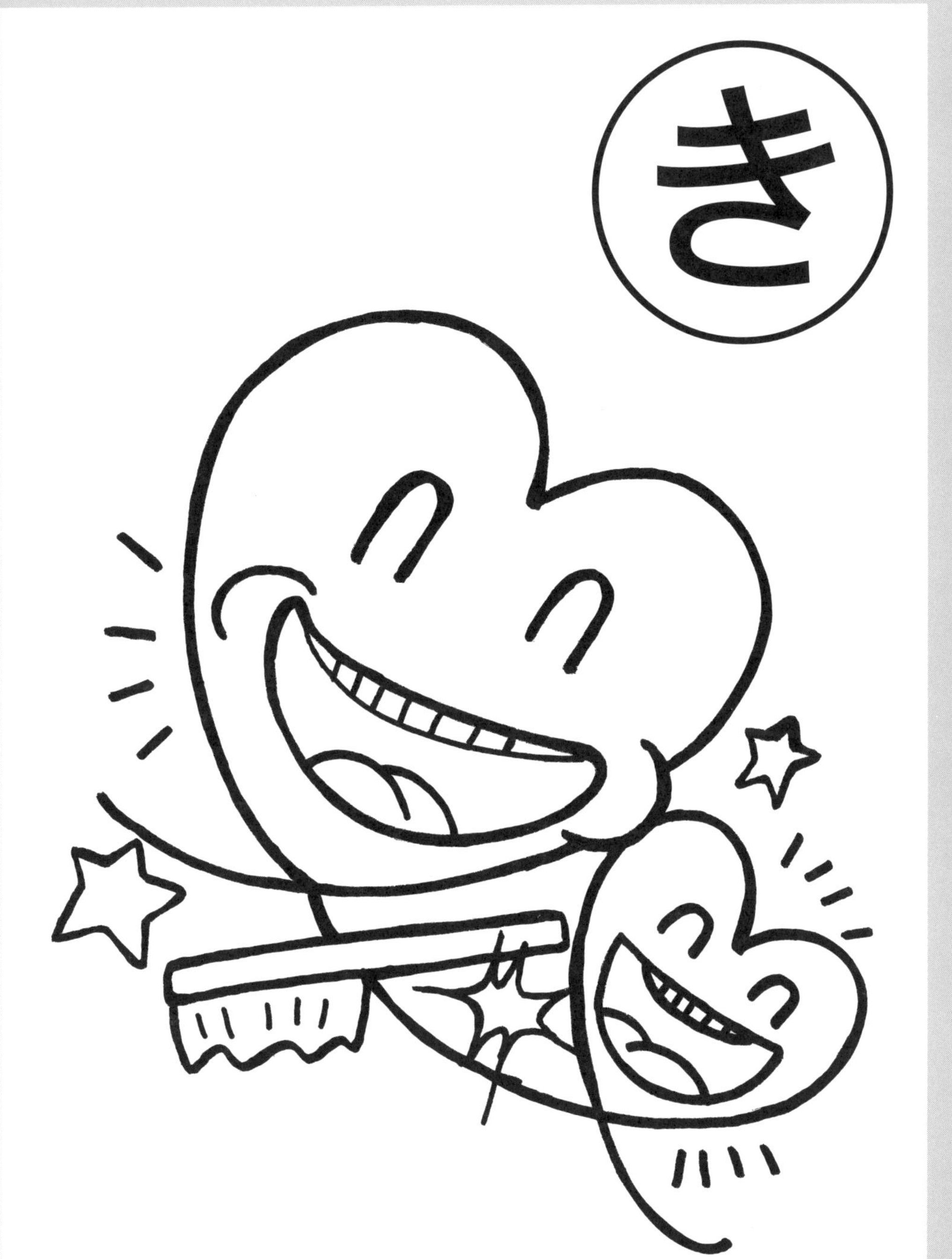
き

くち（口）の中《なか》
食《た》べてなくても
汚《よご》れるよ

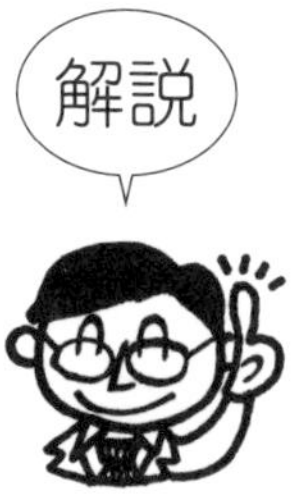

口《くち》の中は，食べ物を食べていなくても汚れます。

食べていなくてもふだんから口の中をきれいにすること（お口のケア〔口腔《こうくう》ケア〕）が大事です。

お口のケアはいいことがいっぱいです

- ★ 食べ物をのどに送り込む準備をする，お口の働きをすすめる訓練にもなります。
- ★ 舌《した》のマッサージ効果があります。
- ★ お口の中がきれいだと味がわかりやすくなります。
- ★ 意識がぼんやりしている方に対しては目覚める効果があります。
- ★ 肺炎の予防が期待されます。

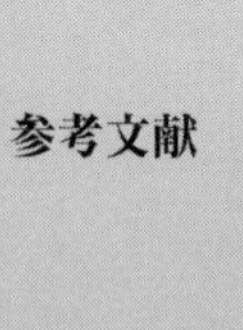

→ き　け　さ　め

参考文献　1）p.243　7）

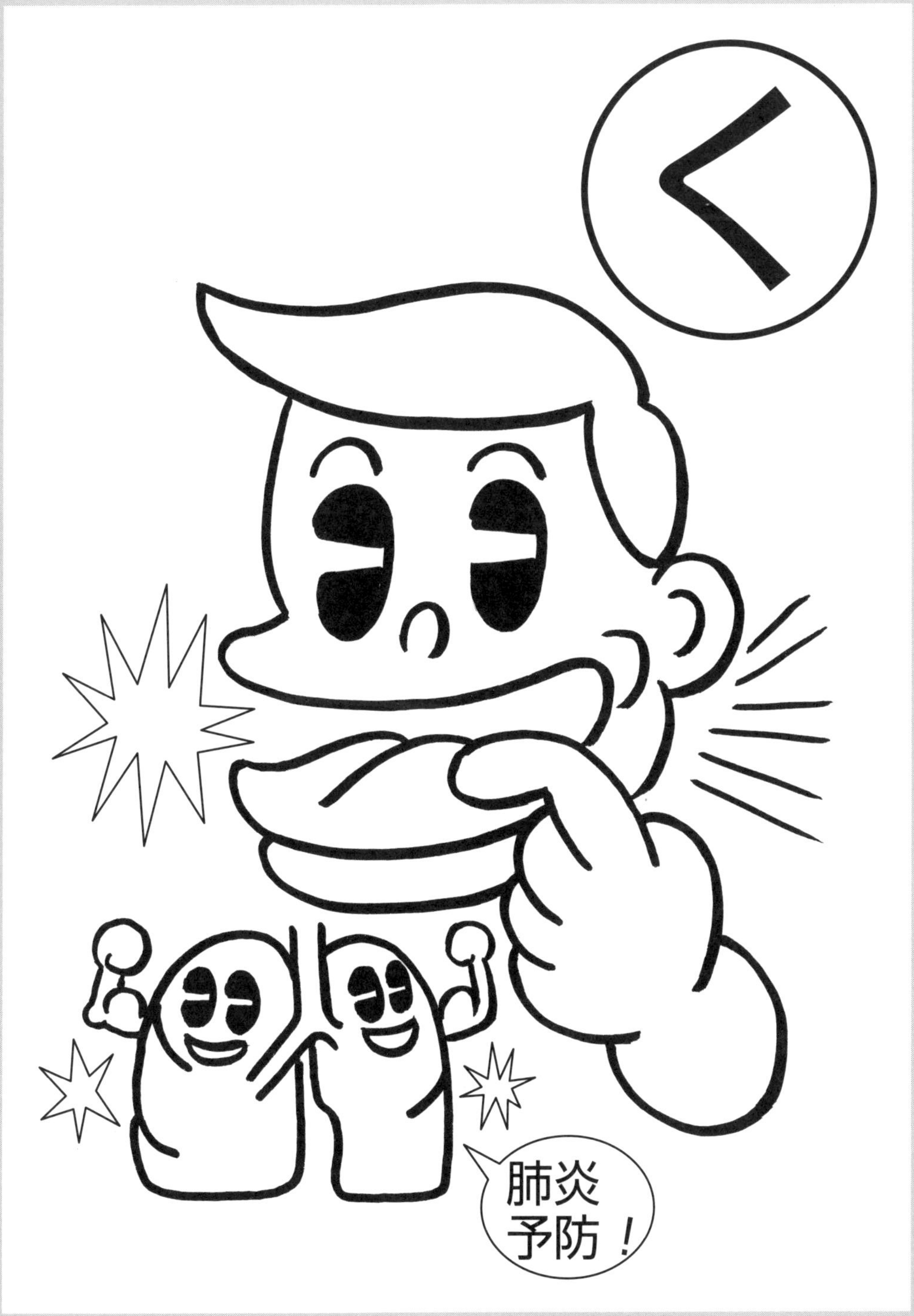
く
肺炎予防！

けんこう（健康）の
秘訣《ひけつ》はお口《くち》の
ケアから

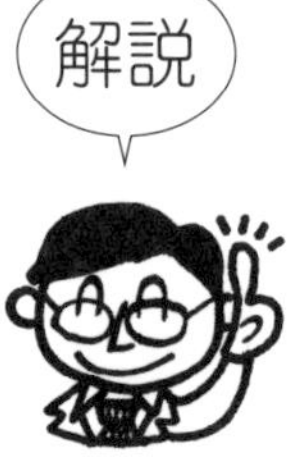

お口《くち》のケアは虫歯や歯《し》周病《しゅうびょう》を予防するだけではなく，話したり笑ったりという人とのやりとりをスムーズにします。

楽しい会話やおいしい食事に結びつきます。

また，全身の健康維持につながります。

→ ㋗ ㋖ ㋚ ㋱

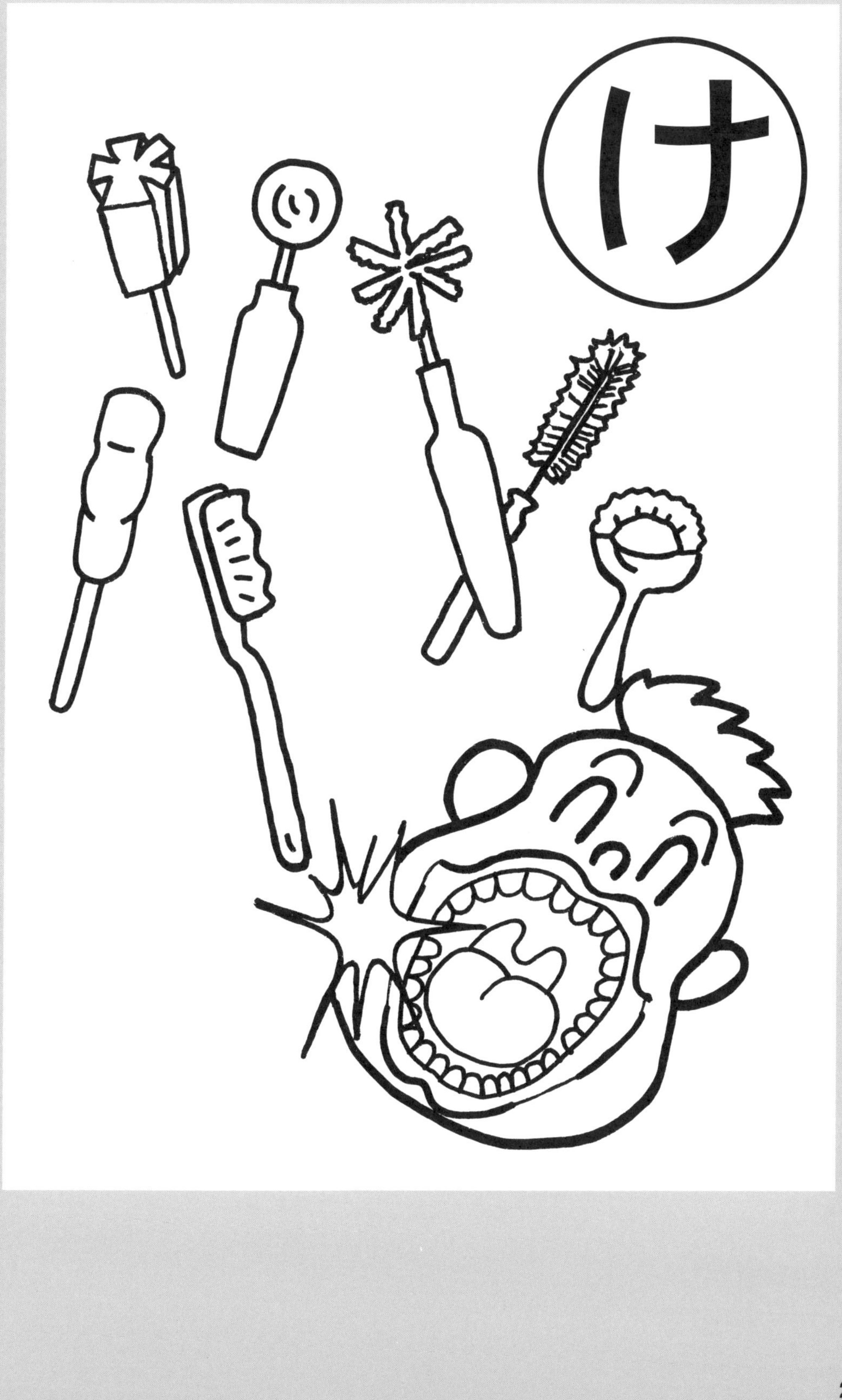
け

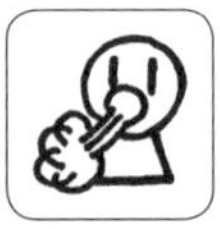

こきゅう（呼吸）の訓練《くんれん》
咳《せき》や痰《たん》も
出《だ》しやすく

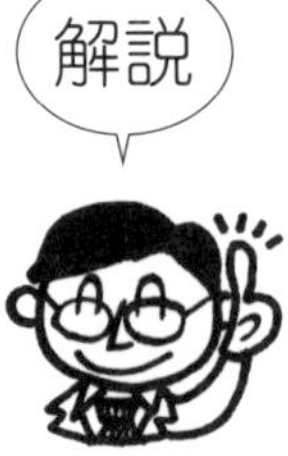

咳《せき》を出しやすくするための呼吸の訓練をしてみましょう。

《やり方》

①深呼吸をします。鼻から息を吸って，口《くち》をとがらせるようにしてゆっくり息を吐《は》きます。数回行います。

②次に，口をとがらせて強く短く息を吸います。のどに息が当たるような感じです。そして口からゆっくり息を吐きます。数回行います。

③最後に鼻から吸って口からハッハッハーと息の音が出るような気持ちで息を吐きだします。数回くりかえします。

→ ㋑ ㋓ ㋝ ㋫ ㋺

参考文献　2）p.158〜p.159　5）

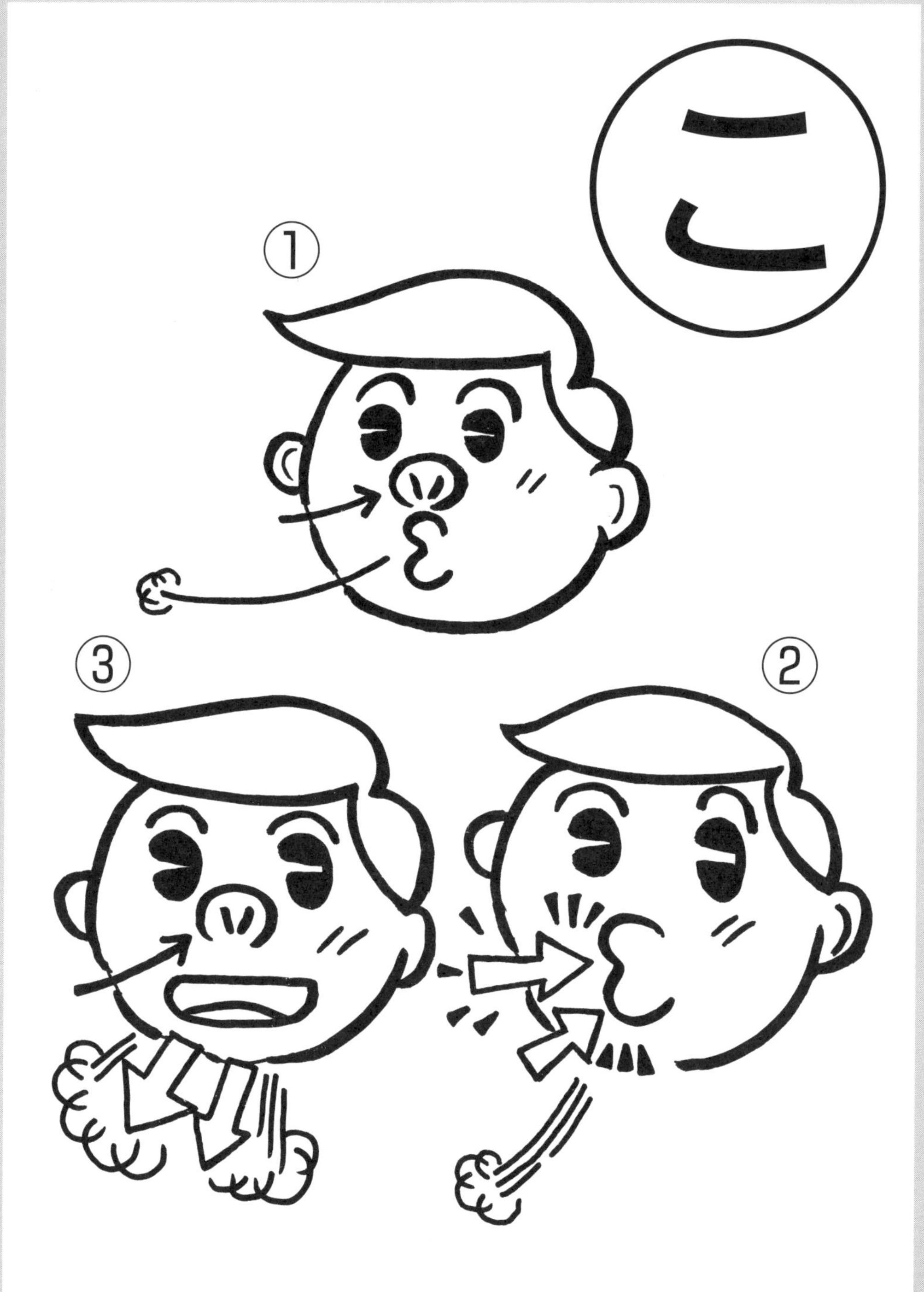
こ
①
③
②

さいきん（細菌）が
お口《くち》の中《なか》には
いっぱいだ

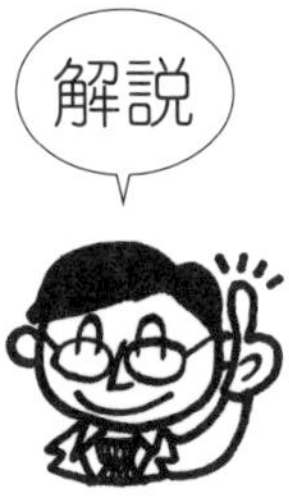

口《くち》の中には数えきれないほど多くの細菌がうじゃうじゃいます。

食べ飲み込みの嚥下《えんげ》障害がある方は，口の中の自浄《じじょう》作用も低下してしまいますので，特に食後，口の中に残った物を取り除いて常にきれいにすることを心がけましょう。

口の中は細菌だらけなので，肺炎ばかりでなく，他の病気を引き起こす菌もいると言われています。お口《くち》のケアはとても大事なのです。

→ く き け め

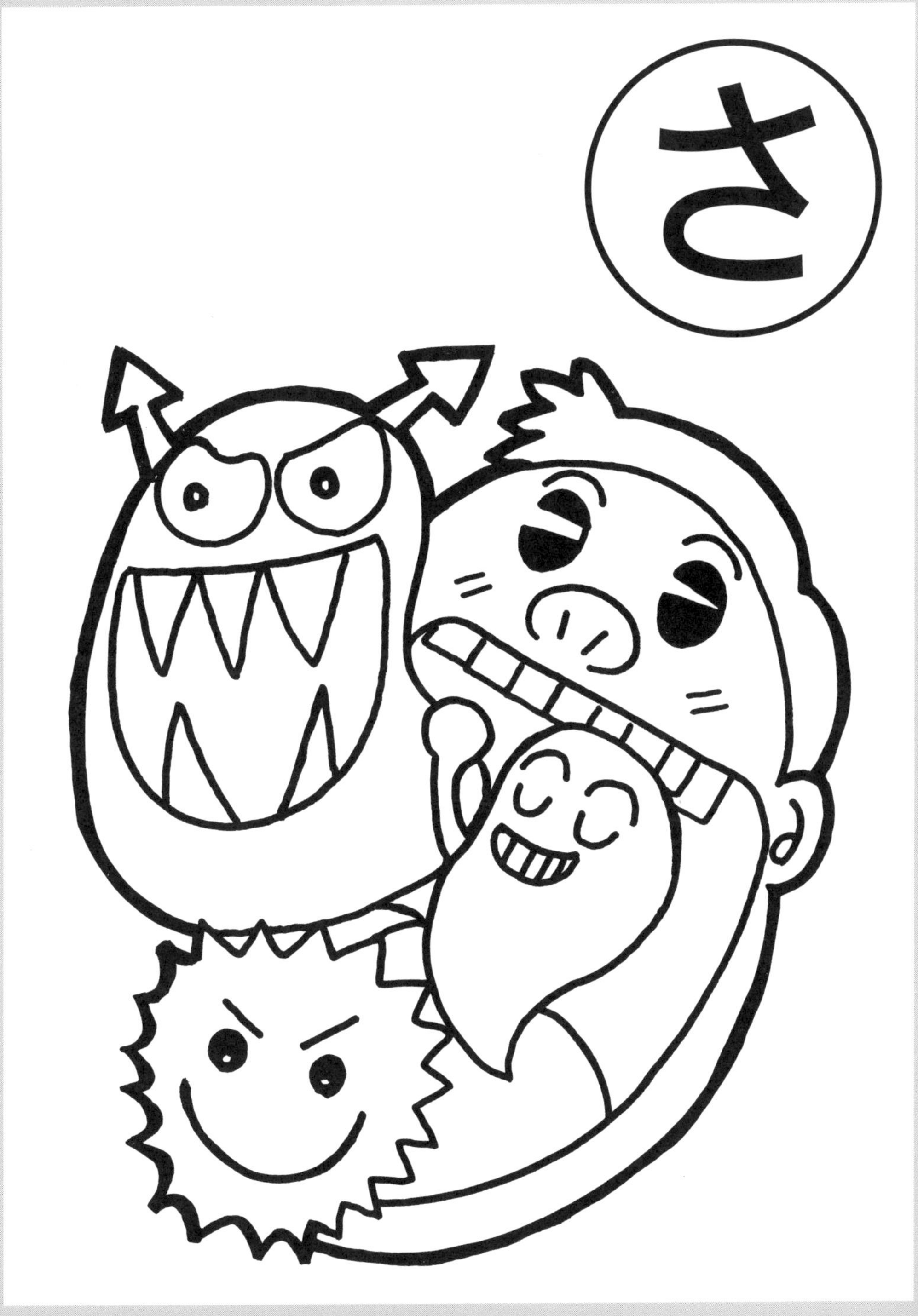
さ

し

し た（舌）出《だ》して
ひっこめ　舐《な》めて
体操《たいそう》だ

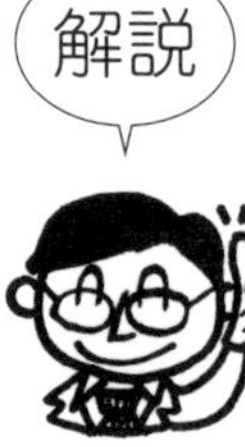

食事の前の準備体操として，お口《くち》の体操をしてみましょう。

舌《した》を前後に出したりひっこめたりを2～3回，さらに左右に2～3回動かしましょう。

食べ物をスムーズに送り込めるように舌の筋力トレーニングになります。

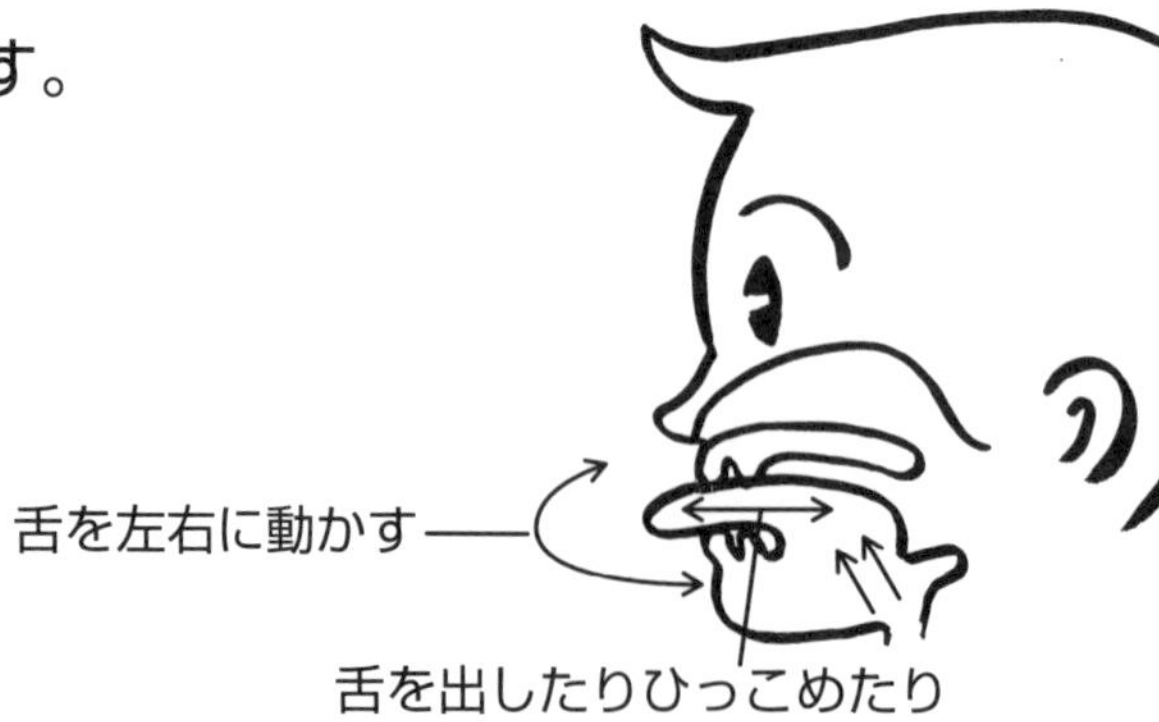
舌を左右に動かす
舌を出したりひっこめたり

イメージ図

→ あ た な に ほ ま ら り れ ろ

参考文献　1）p.170～p.171　5）

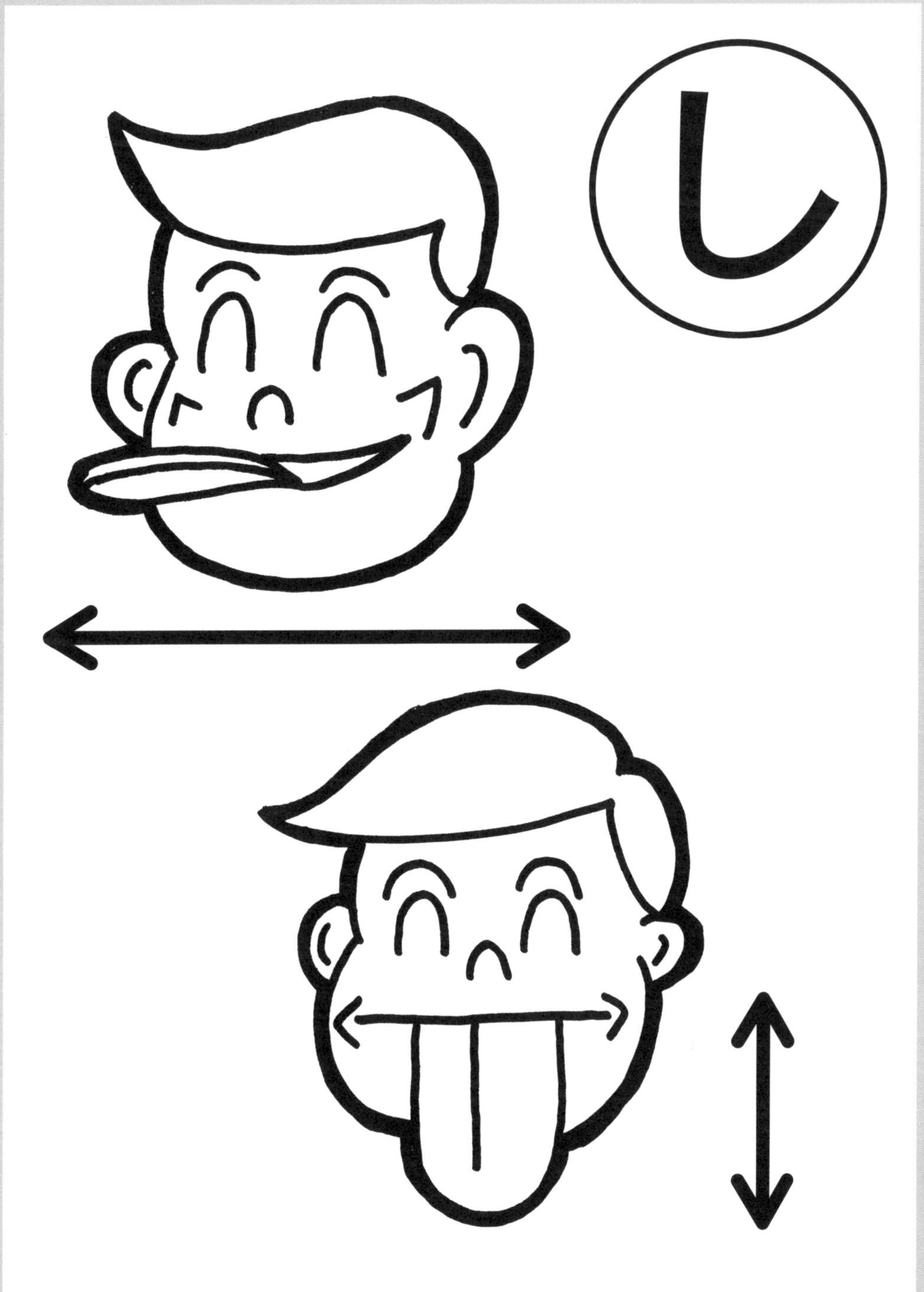
し

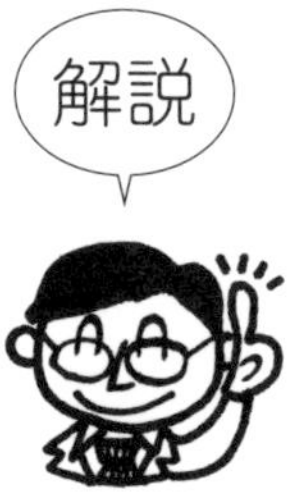

のどにものをつまらせて，息ができなくなった人を見かけたら，すぐに対応しましょう。

①指をつっこんで掻《か》き出す

②救助者は，のどつまりした人の背中にまわり，その人の口《くち》を下に向け，腹部を突き上げるように圧迫する（図参照）

③吸引する

などの方法があります。

すぐ対処《たいしょ》
窒息兆候《ちっそくちょうこう》
見逃《みのが》すな

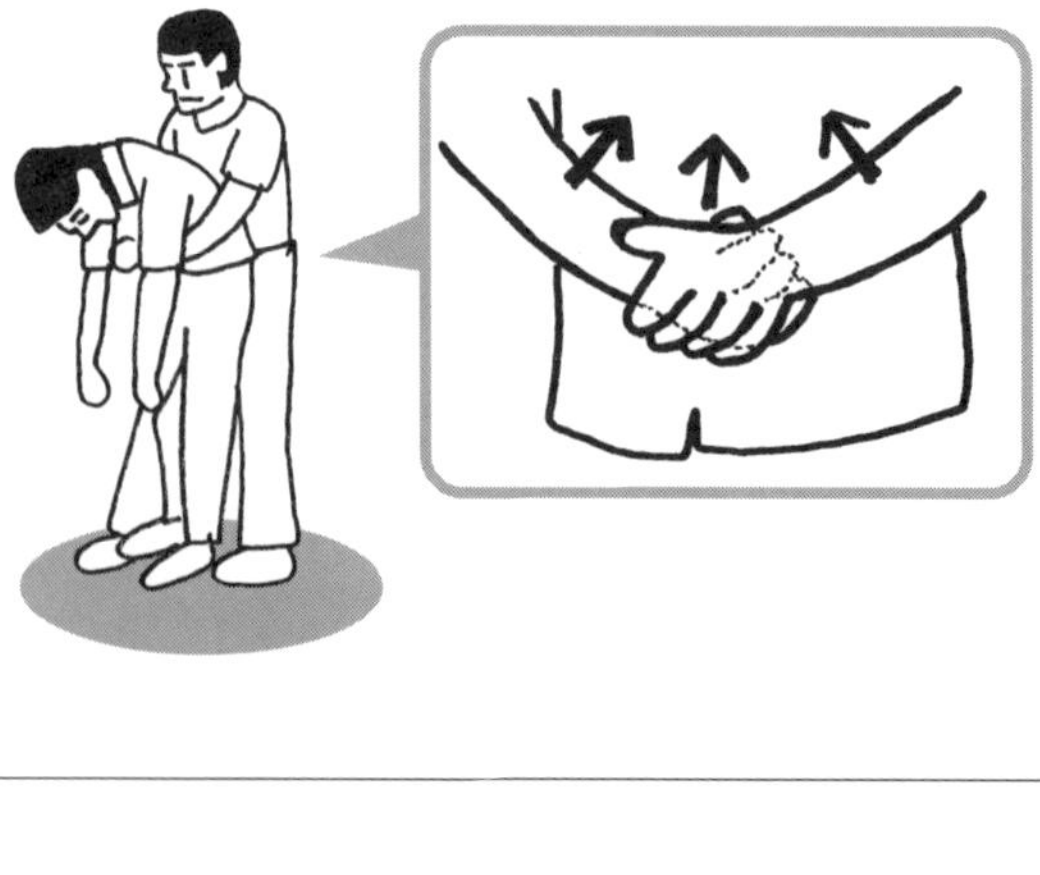

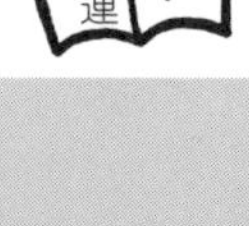

→ Ⓢ そ　へ　む

参考文献　1）p.142〜p.145　3）p.65〜p.67

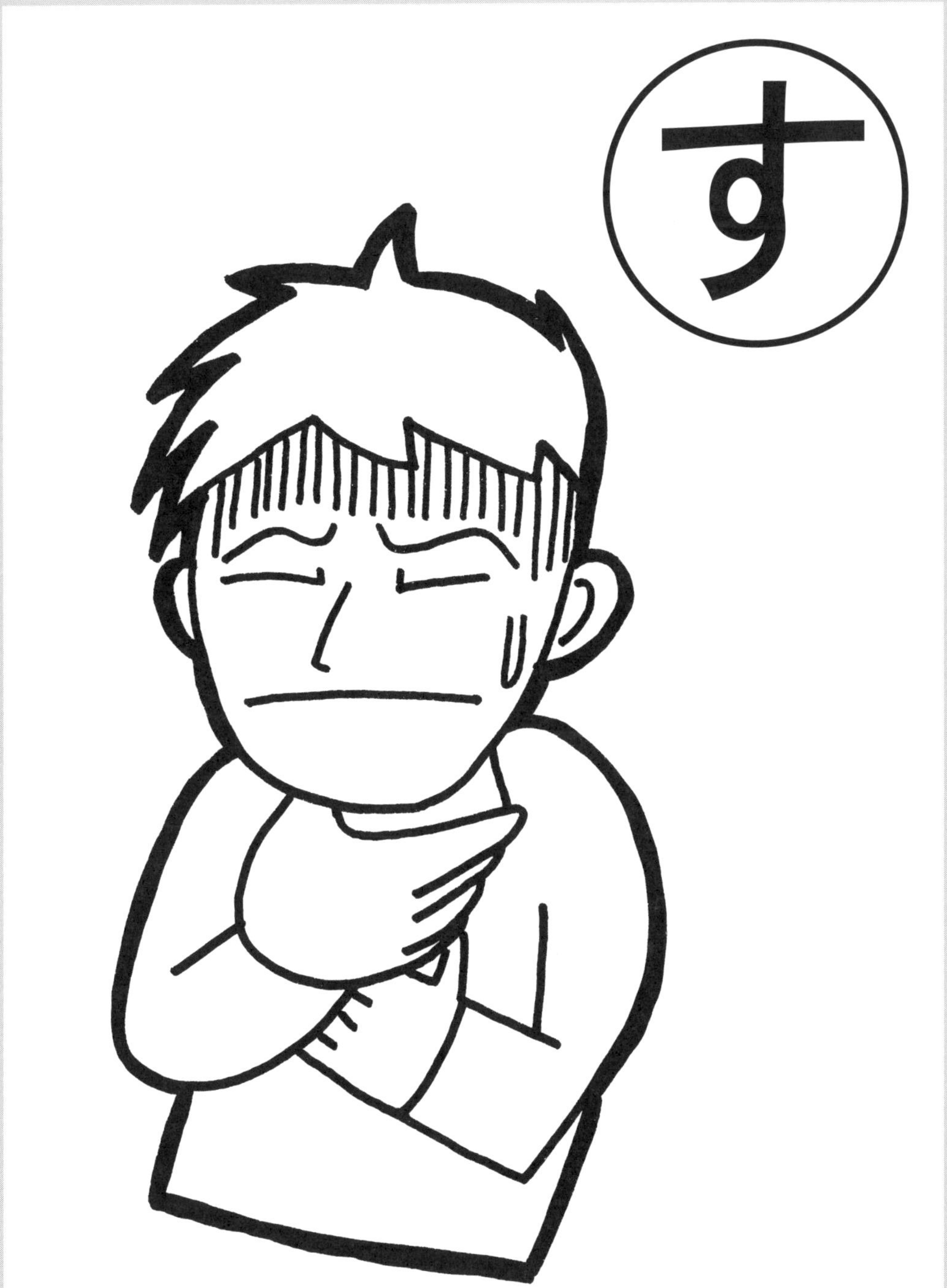
す

せ

せいもん（声門）と
お口《くち》を開《あ》けて
ハッハッハーー

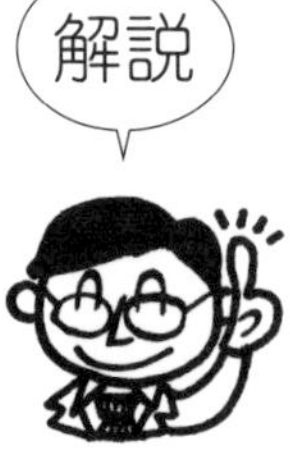

痰《たん》を出しやすくする呼吸の方法に「ハフィング」という方法があります。息をゆっくりと吸い，「声門《せいもん》」という息の出入り口と口《くち》を開いたまま，声は出さずに「ハーッ」と強く息を吐《は》く方法です。

《やり方》

①絵札のように腕を胸に巻きつけるようにし，ゆっくり息を吸います。

②次に声は出さないようにしながら一気に「ハッハッハーッ」と胸をしぼるように圧迫しながら息を最後までしっかり吐き出します。

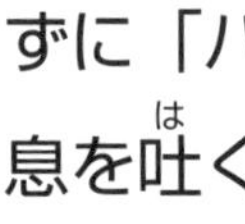

→ ㋑ ㋓ ㋙ ㋫ ㋺

参考文献　2）p.145　3）p.63　9）p.114〜p.115

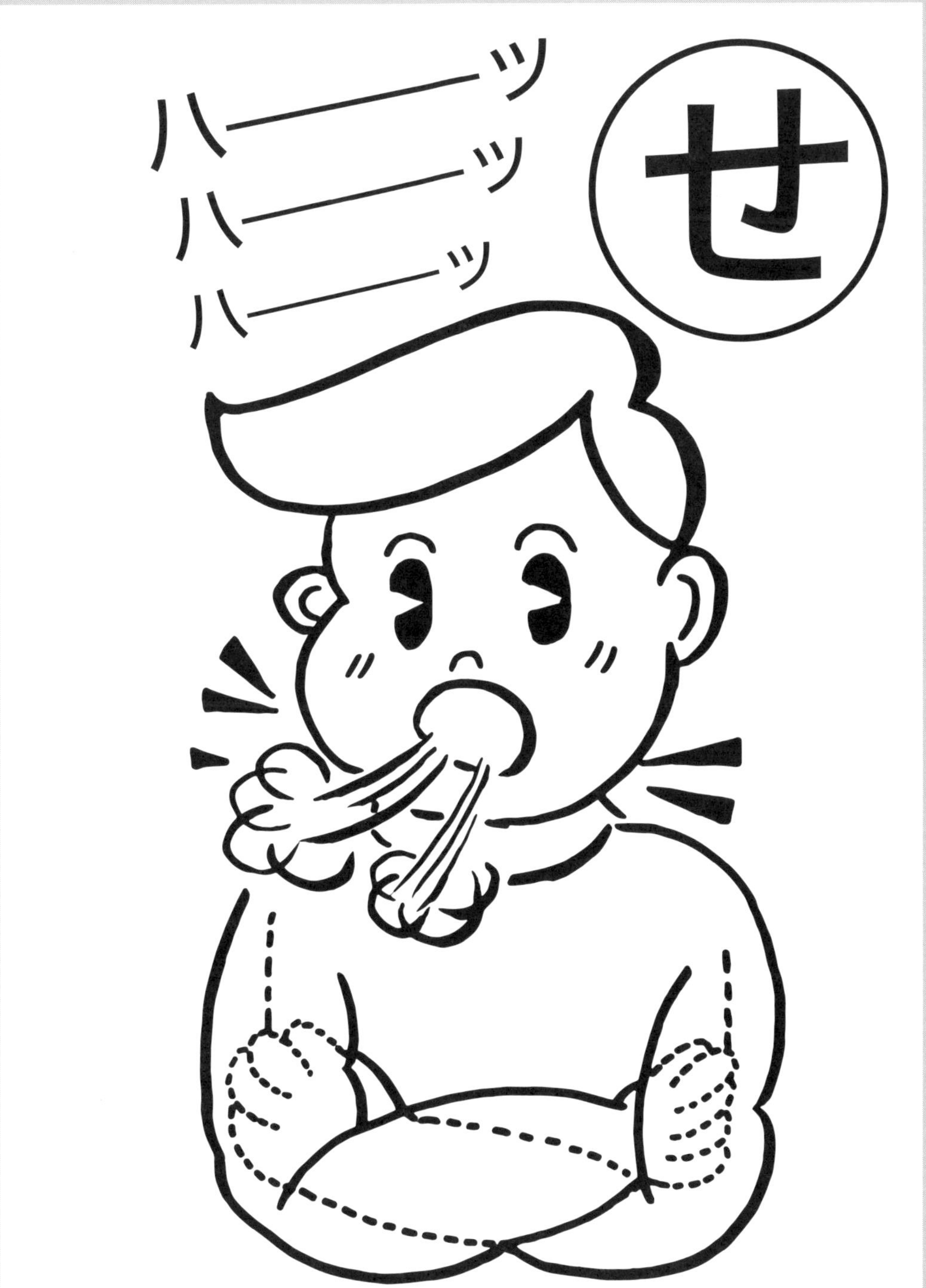
せ
ハーッ
ハーッ
ハーッ

そしゃく（咀嚼）して
まぜてなめらか
飲《の》み込《こ》める

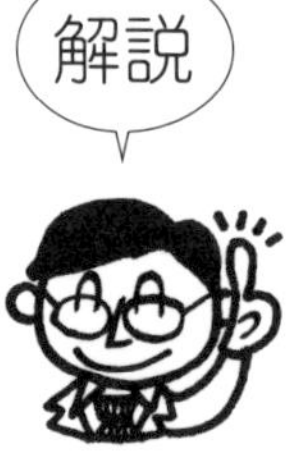

私たちは食べ物を口《くち》に取り込んでから，よく噛《か》んで（咀《そ》嚼《しゃく》して），細かくし，唾《だ》液《えき》とよく混ぜてなめらかにします。

ゴクンとするのにちょうどよい大きさや形状にして食べ物を飲み込む準備をします。

よく噛むことは嚥《えん》下《げ》のみならず，満腹感が肥満体質改善につながったり，認知症予防などの働きもあると言われ，健康の秘けつかもしれません。

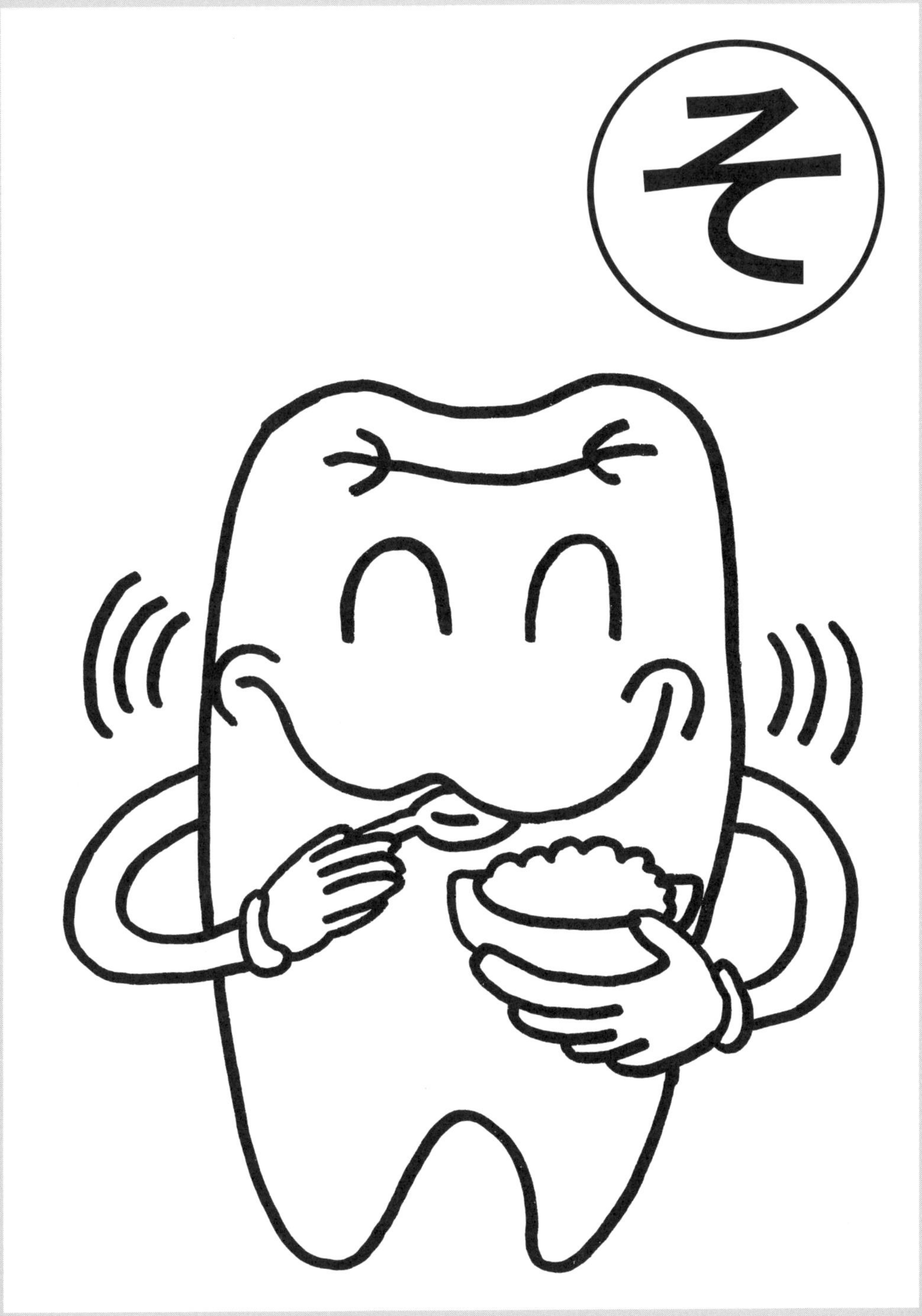
そ

たいそう（体操）だ
おでこに手《て》を当《あ》て
強《つよ》く押《お》す

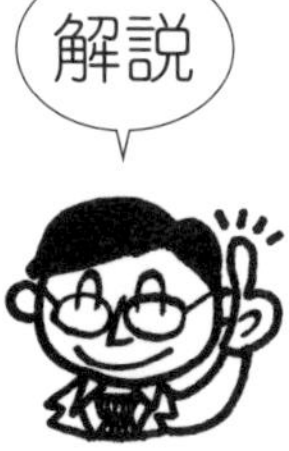

嚥下《えんげ》の筋力をきたえる体操として，「嚥下おでこ体操」があります。

《やり方》

①おでこ（額）に手を当てて，頭で手を（おへそをのぞき込むように）強く押します。ゆっくり５つ数える間押して，10秒ほど休みをいれて３回行います。

②次に，１秒ごとに「イチ」「ニ」「サン」「シー」「ゴー」と５つまで数を唱えながら間欠的に行います。

③①②を１セットとして１回数セットを３セット以上行います。

→ あ し な に ほ ま ら り れ ろ

参考文献　1）5）

た

下を向くように押す

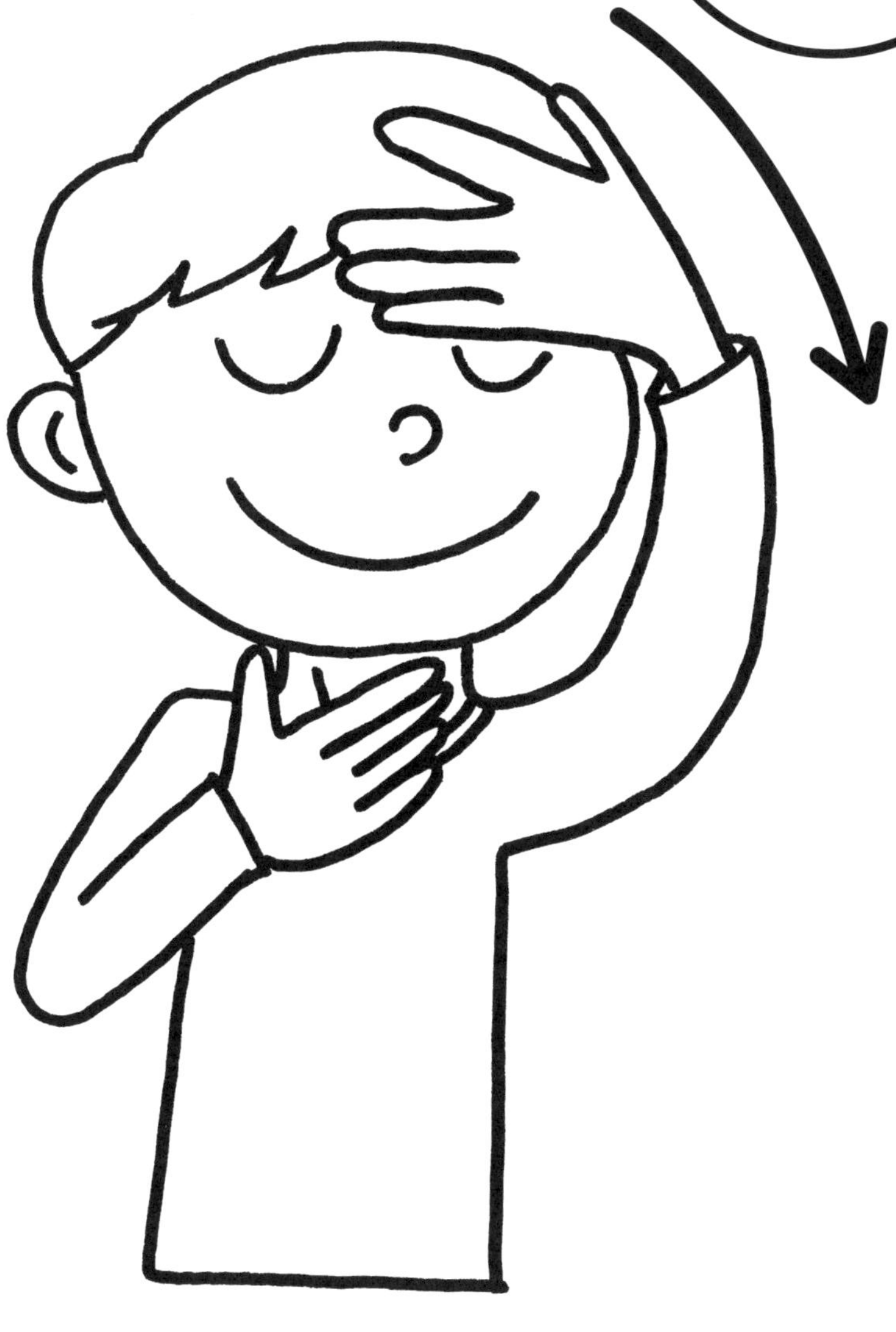

ちゃ（茶）や水分《すいぶん》
ジュースも工夫《くふう》し
飲《の》みましょう

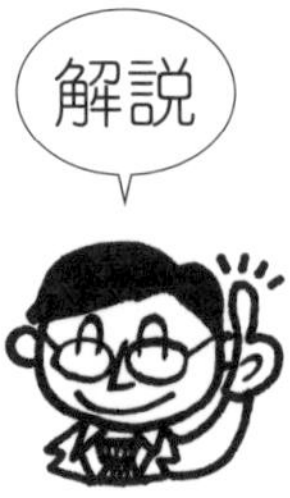

お茶や水，ジュースやみそ汁などの液体はむせやすい食品の代表です。

とろみをつけたゼリー飲料を利用してもよいでしょう。

飲み込みやすさに配慮した，ゼリータイプの水分補給液なども市販されています。

→ い う か が ち と は ひ へ む も ゆ

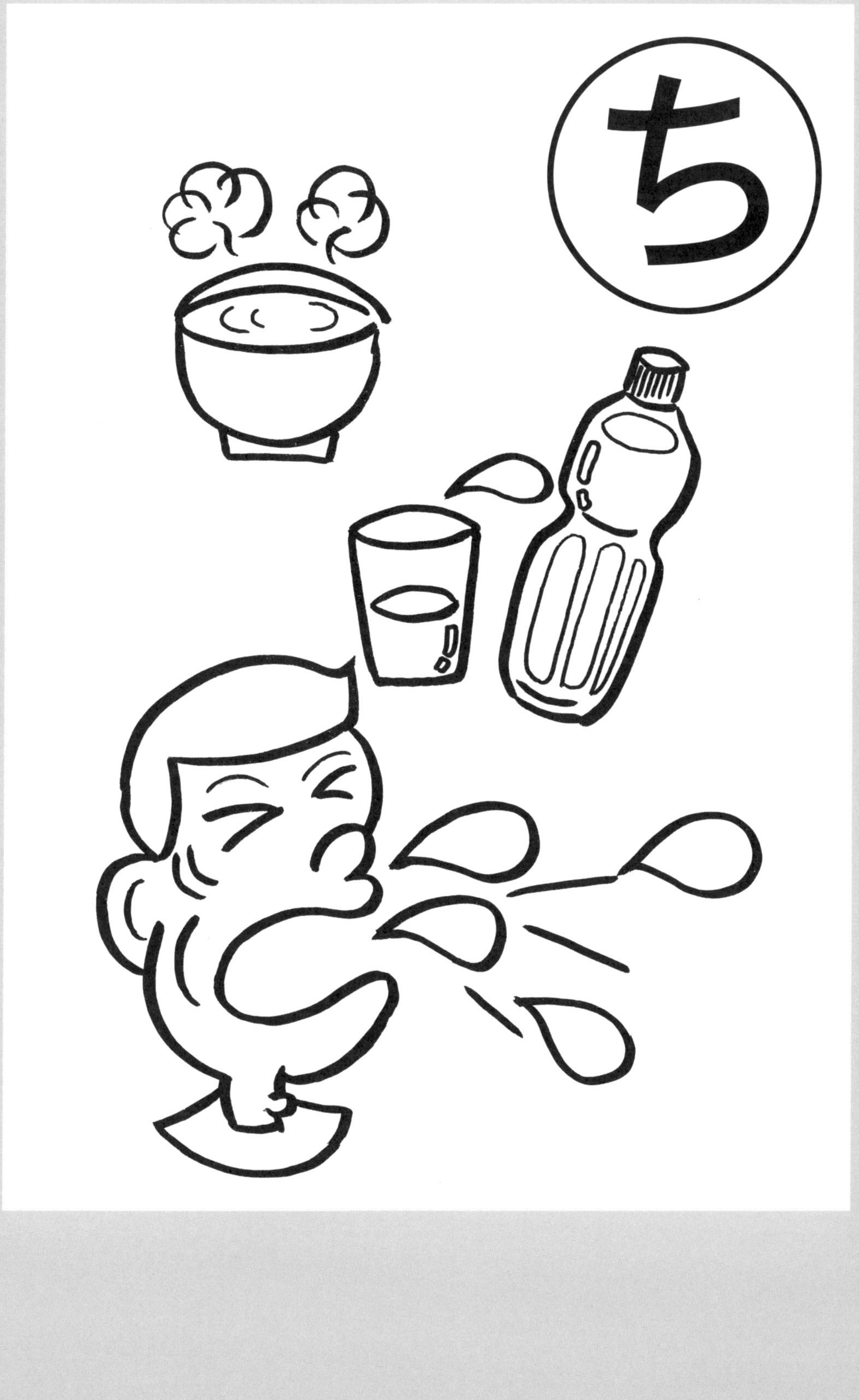
ち

つ

つばめ（燕）という
漢字《かんじ》に似《に》ている
嚥下《えんげ》の「嚥《えん》」

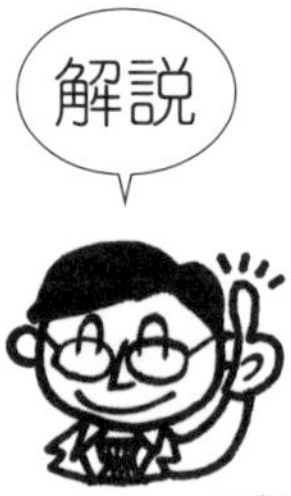

口《くち》へんに「燕《つばめ》」と書くと，食べてゴックンと飲み込む意味の「嚥下《えんげ》」という漢字の「嚥《えん》」になります。

何か深い意味があるのかもしれませんね。

つ

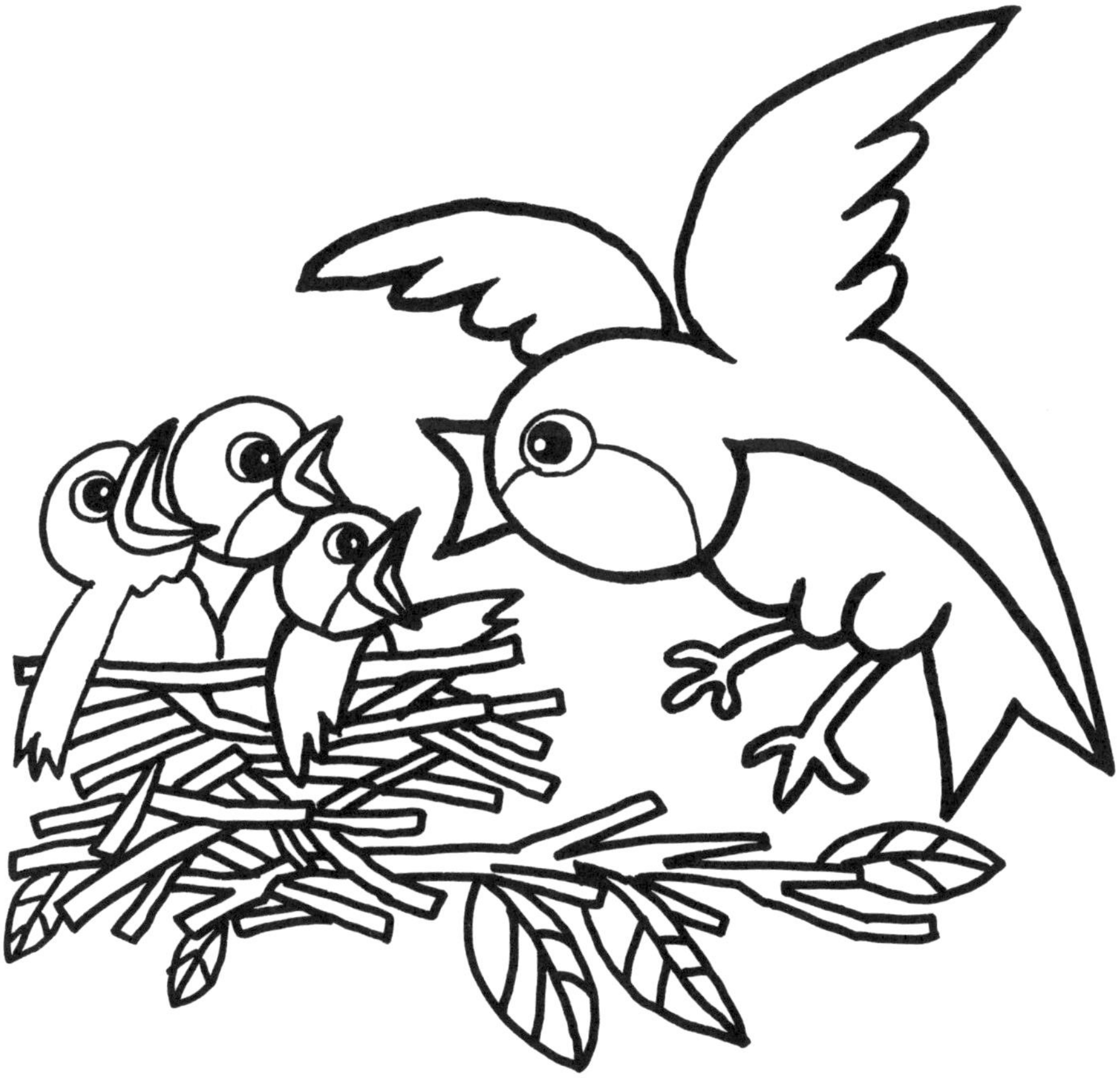

て（手）を添《そ》えて
心《こころ》も添《そ》えて
目《め》も添《そ》えて

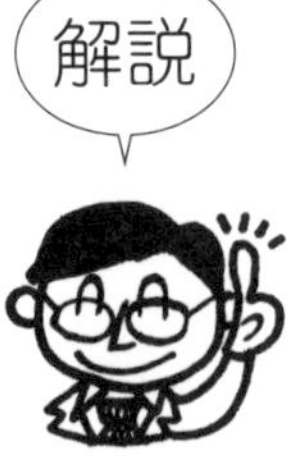

介護をする時や，相手に何かお手伝いをする時は，手を添《そ》えるだけではなく，心をこめて（心を添えて），行いたいものですね。

そして，相手とアイコンタクトをとりながら，相手の様子をよく見て（目も添えて），お手伝いしてあげましょう。

関連 → ぬ

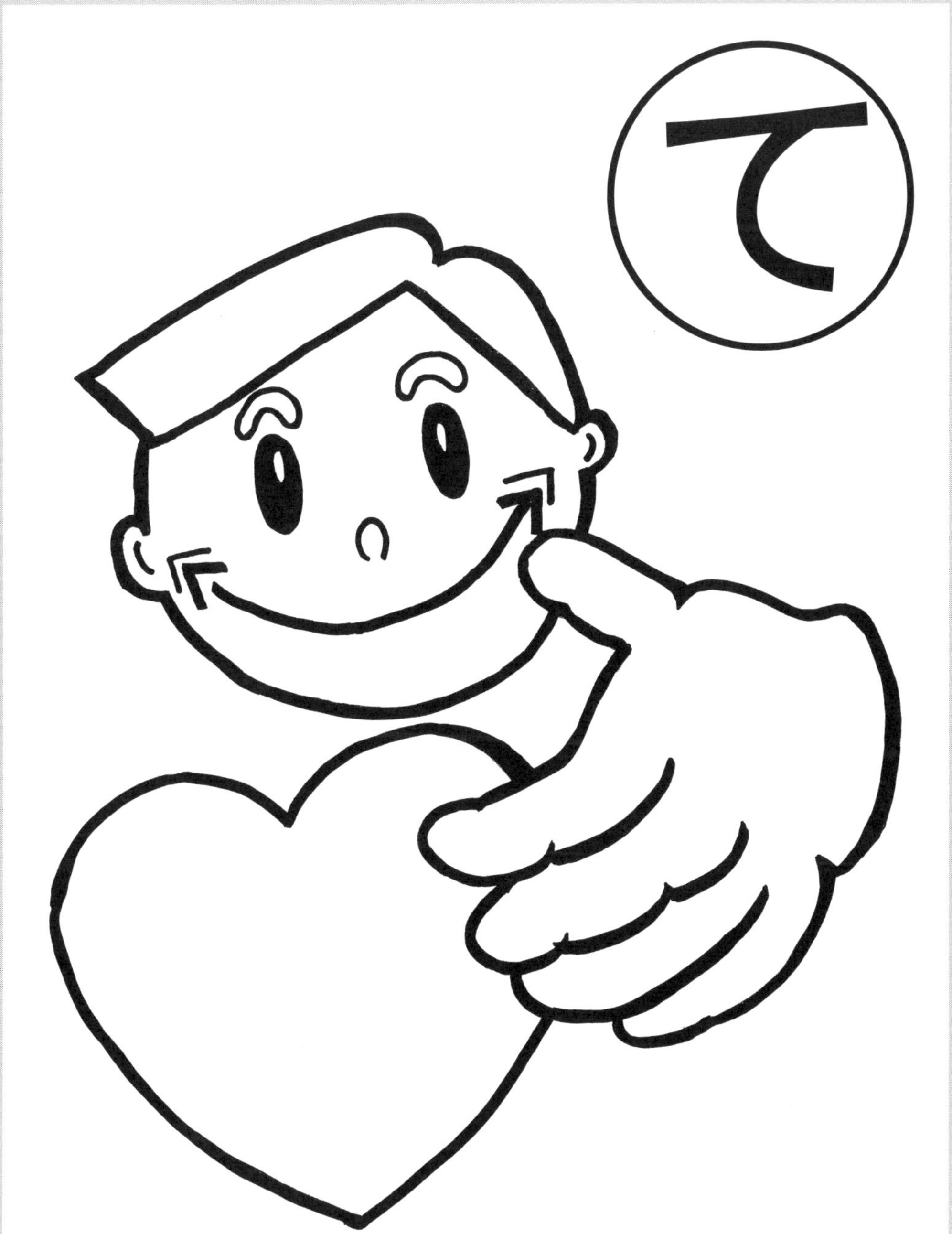
て

とろみつけ
飲《の》み込《こ》みやすく
なるものも

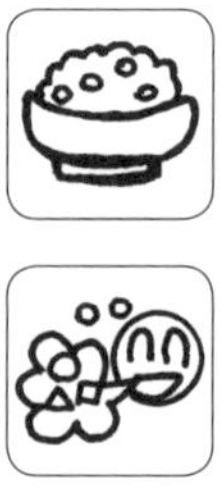

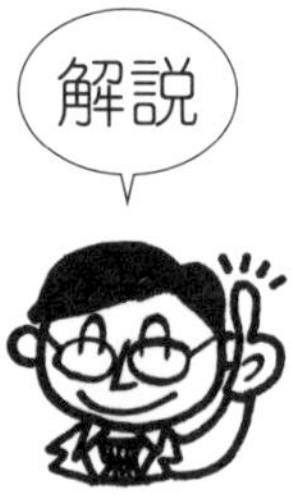

水やお茶のような液体は，むせやすいことが多いのですが，とろみをつけることで，むせにくくなることがあります。

ポタージュやシチューなど，少しでもとろみがついている料理は，液体よりもむせにくいものです。

また，とろみ調整食品なども様々な種類が市販されているので，利用してみるのもよいかもしれません。

→ い う か が ち は む も ゆ

参考文献　8）

と

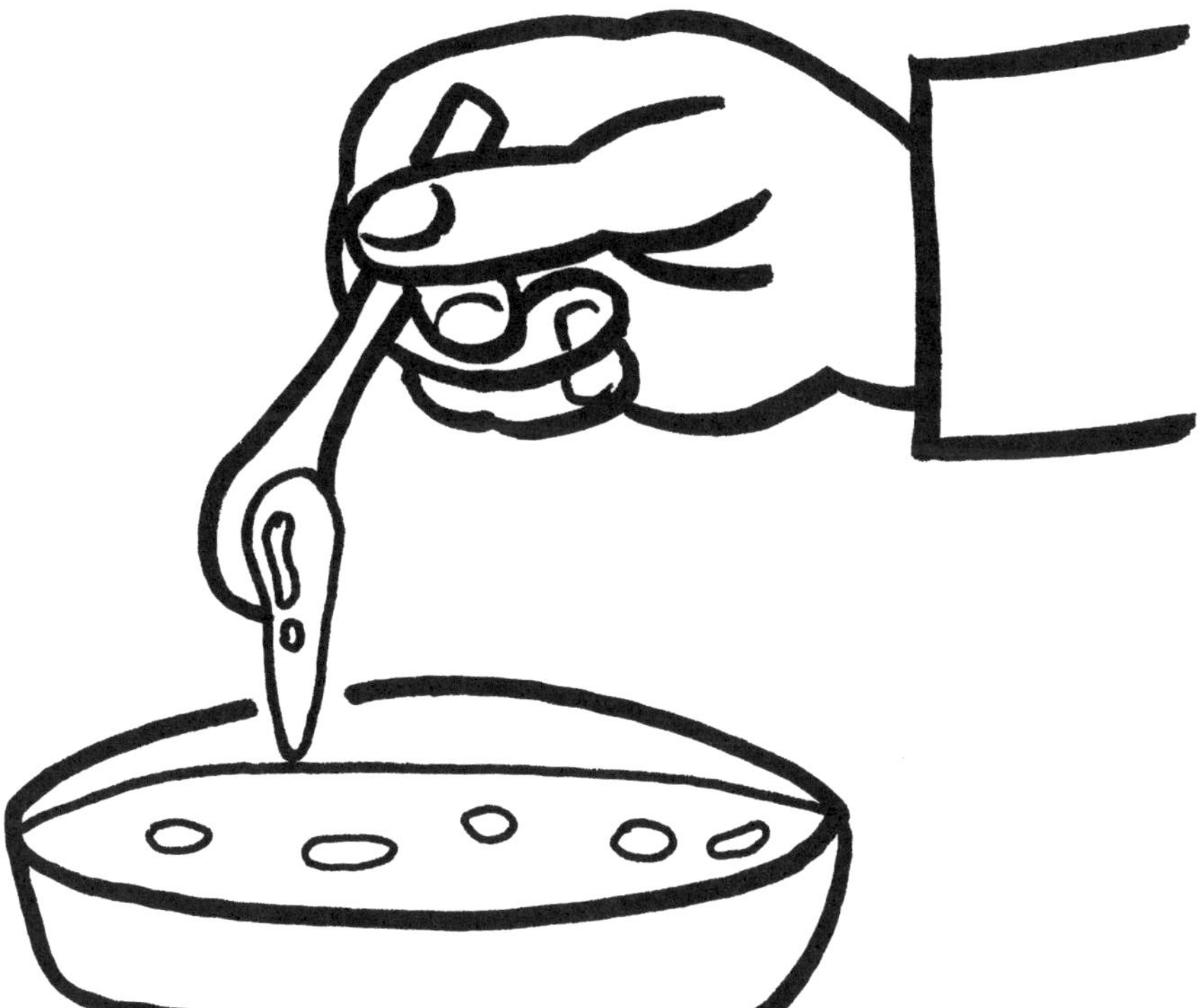

な（懐）かしい
「宝田明《たからだあきら》」や「あらかん」や
嵐《あらし》を呼《よ》ぶのは裕次郎《ゆうじろう》

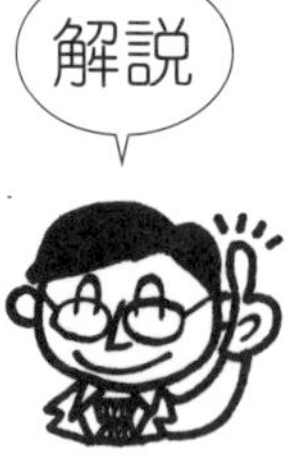

誰しも心ときめいたあこがれの芸能人がいたかと思います。

昭和30年代の俳優，「宝田明」さんは二枚目スターでした。また，通称「あらかん」で親しまれた「嵐《あらし》寛《かん》寿《じゅう》郎《ろう》」さんは映画界のヒーローでした。嵐といえば「嵐を呼ぶ男」という石原裕次郎主演の映画もありましたね。

皆で大好きだった名優さんを思い出していくのもよいでしょう。

「パ・タ・カ・ラ」が沢山入っている芸能人の名前をあげてみるのもよいですね。言葉の訓練や頭の体操になりますね。

→ あ し に ま ら れ

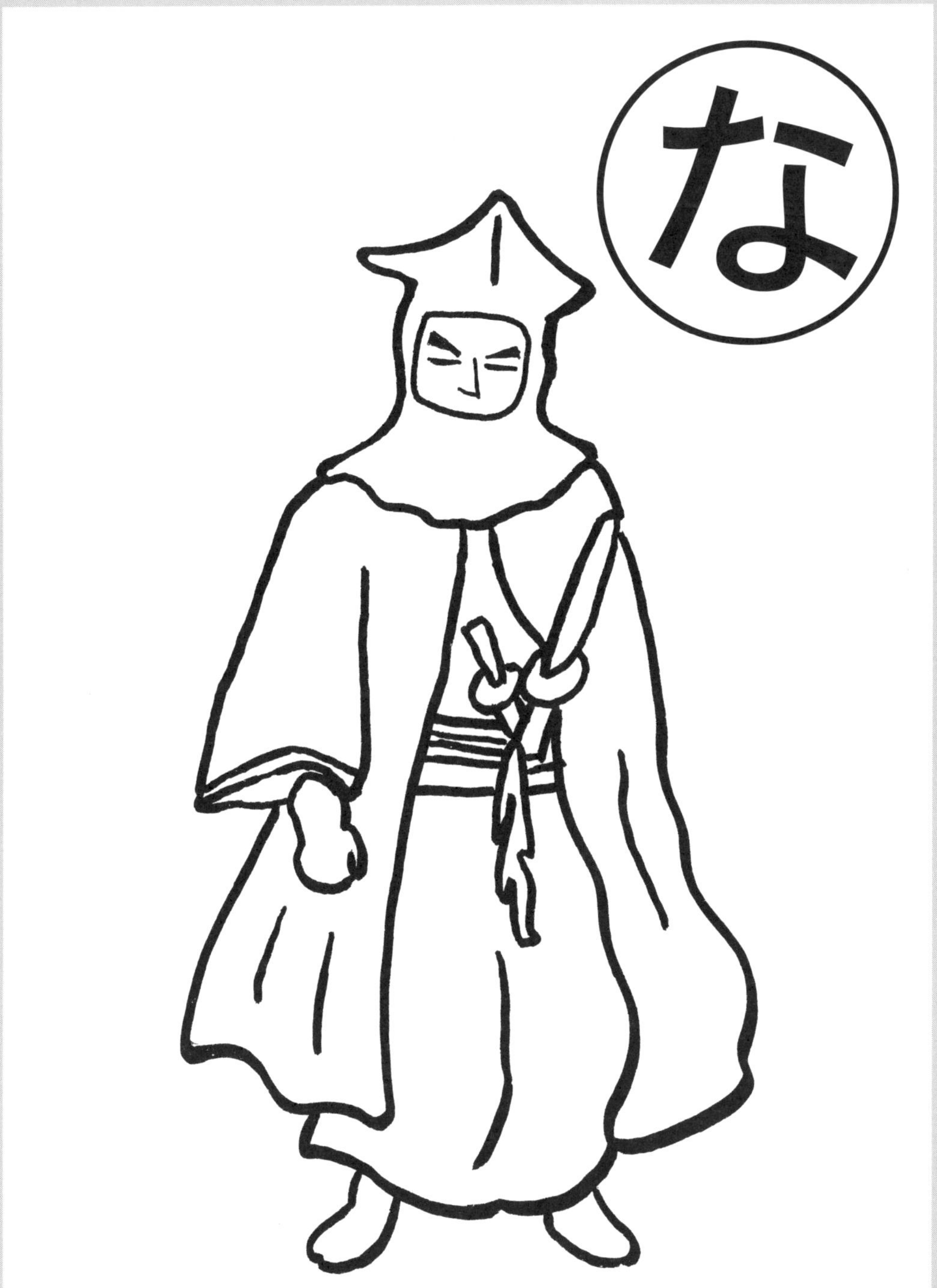
な

にっこりだ
宝《たから》くじ当《あ》て
パラダイス

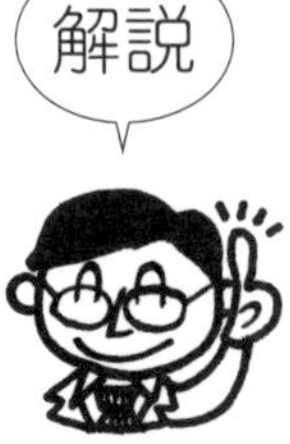

嚥《えん》下《げ》の訓練として「パ・タ・カ・ラ」の言葉を連続して発音することも，非常によいことです。

みんなで「パ・タ・カ・ラ」の入った言葉探しゲームをしてみてもよいですね。

絵札のように，宝くじが当たったら，何に使うか，話に花を咲かせてみませんか。また，自分にとってのパラダイス・楽しい場所とはどこでしょう。

考えてみると意外に身近にあるのかもしれませんね。

→ あ し な ま ら れ

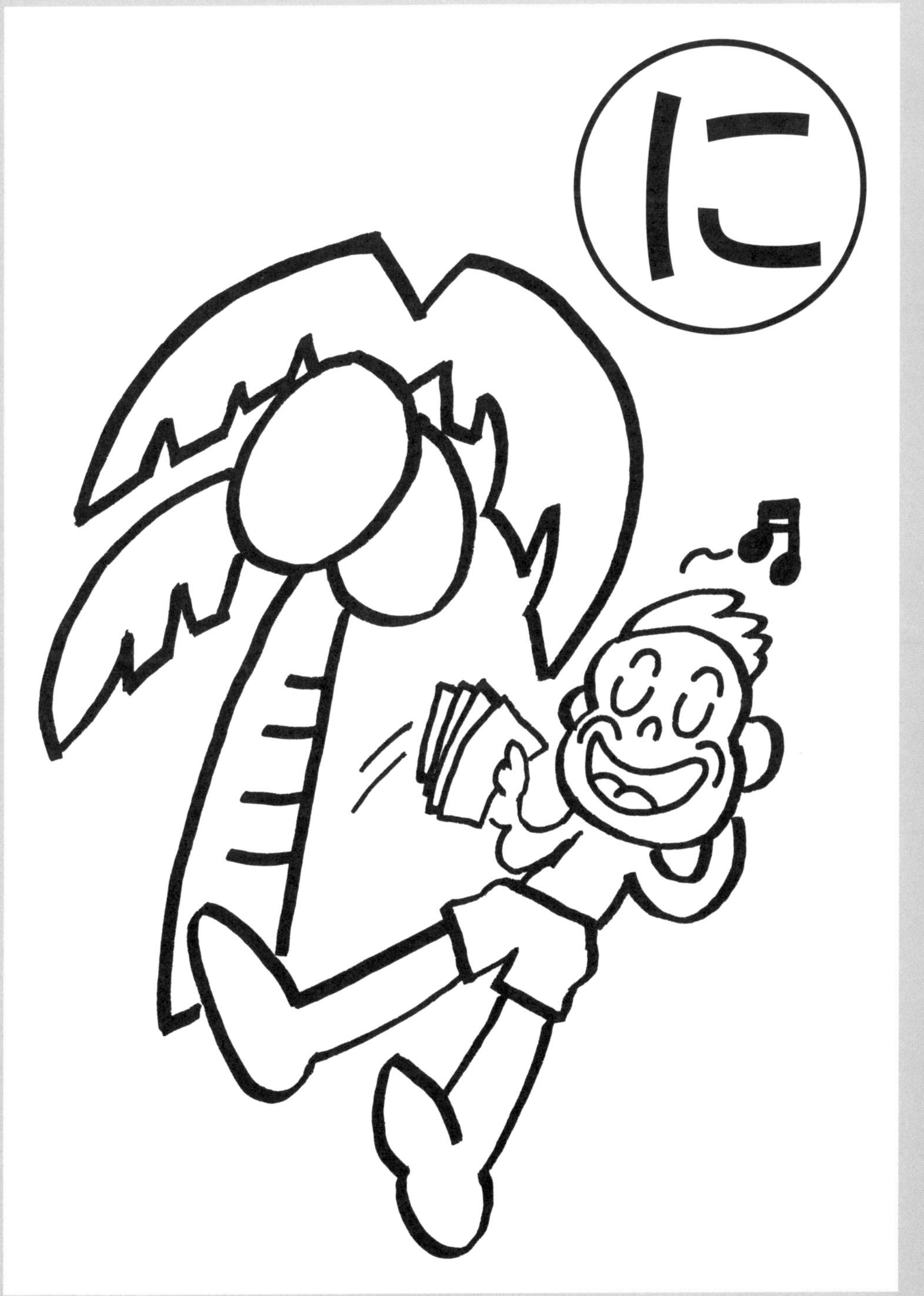
に

ぬくもりを
大事《だいじ》に　頬《ほほ》・口《くち》、
マッサージ

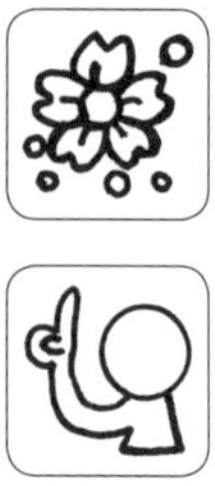

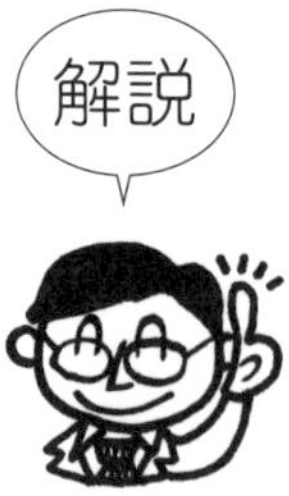

相手に顔やほっぺた，お口《くち》のマッサージをする時は，相手の状態にあわせて，専門家の指導を得て，心をこめて行いましょう。

援助者は，お顔全体がリラックスできるようにふれてほぐしたり，ほっぺたや口びるの筋肉もマッサージをしてあげましょう。

→ て　り

参考文献，詳しいマッサージ方法など　10)

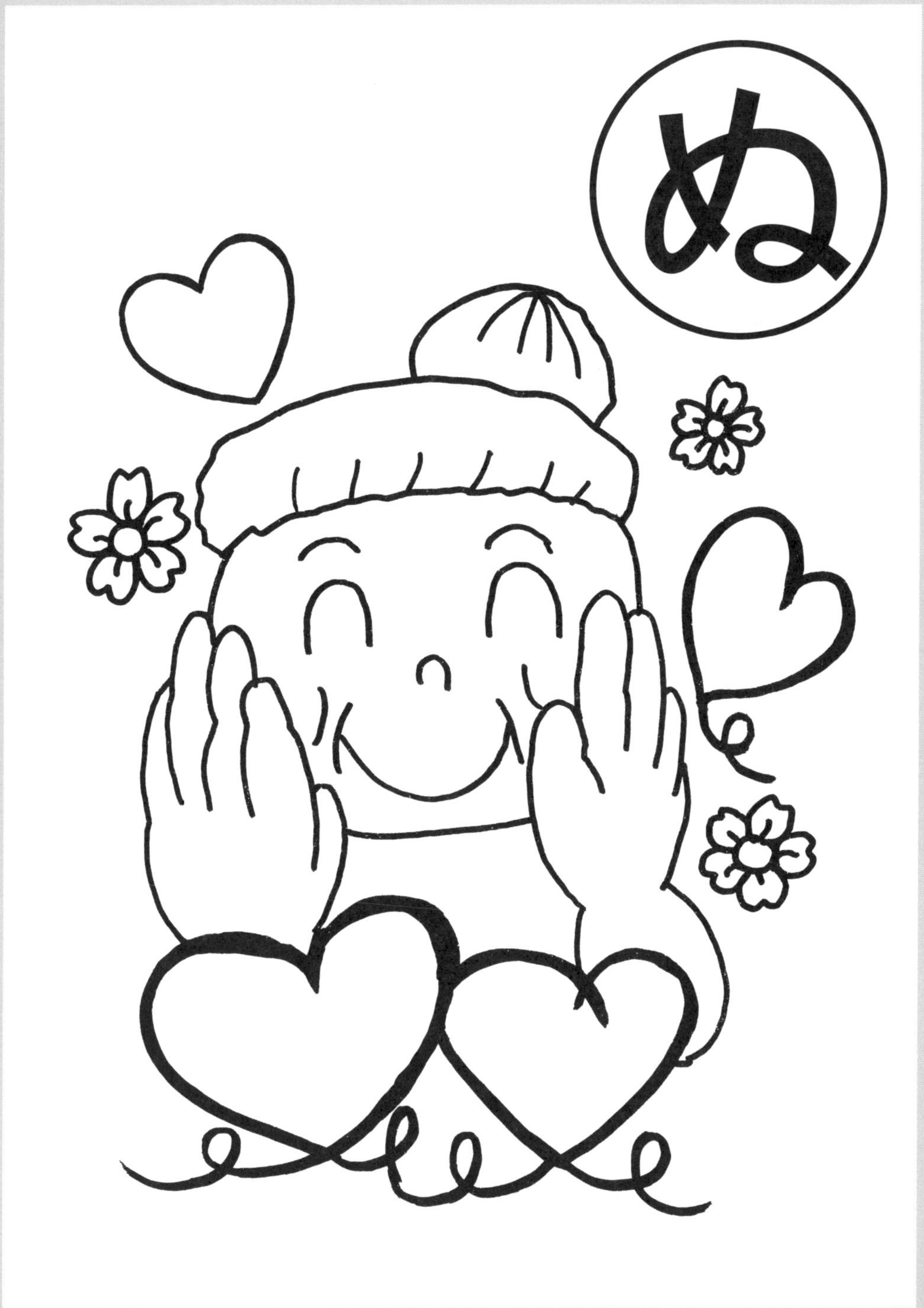
ぬ

ねたきりの予防《よぼう》だ
「運動《うんどう》」・「口《くち》」・「栄養《えいよう》」

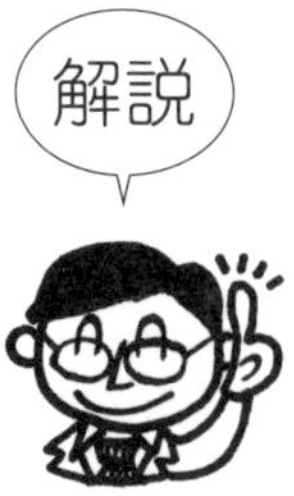

介護予防の三本柱は
①運動器の機能向上
②口腔《こうくう》機能の向上
③栄養改善
……と言われています。

体操や運動をして体を動かしたり，口《くち》の働きをよくして，おいしく楽しく食べたり，バランスのよい栄養をとることで，寝たきりや介護予防につなげていきましょう。

→ お や る ん

参考文献　11)

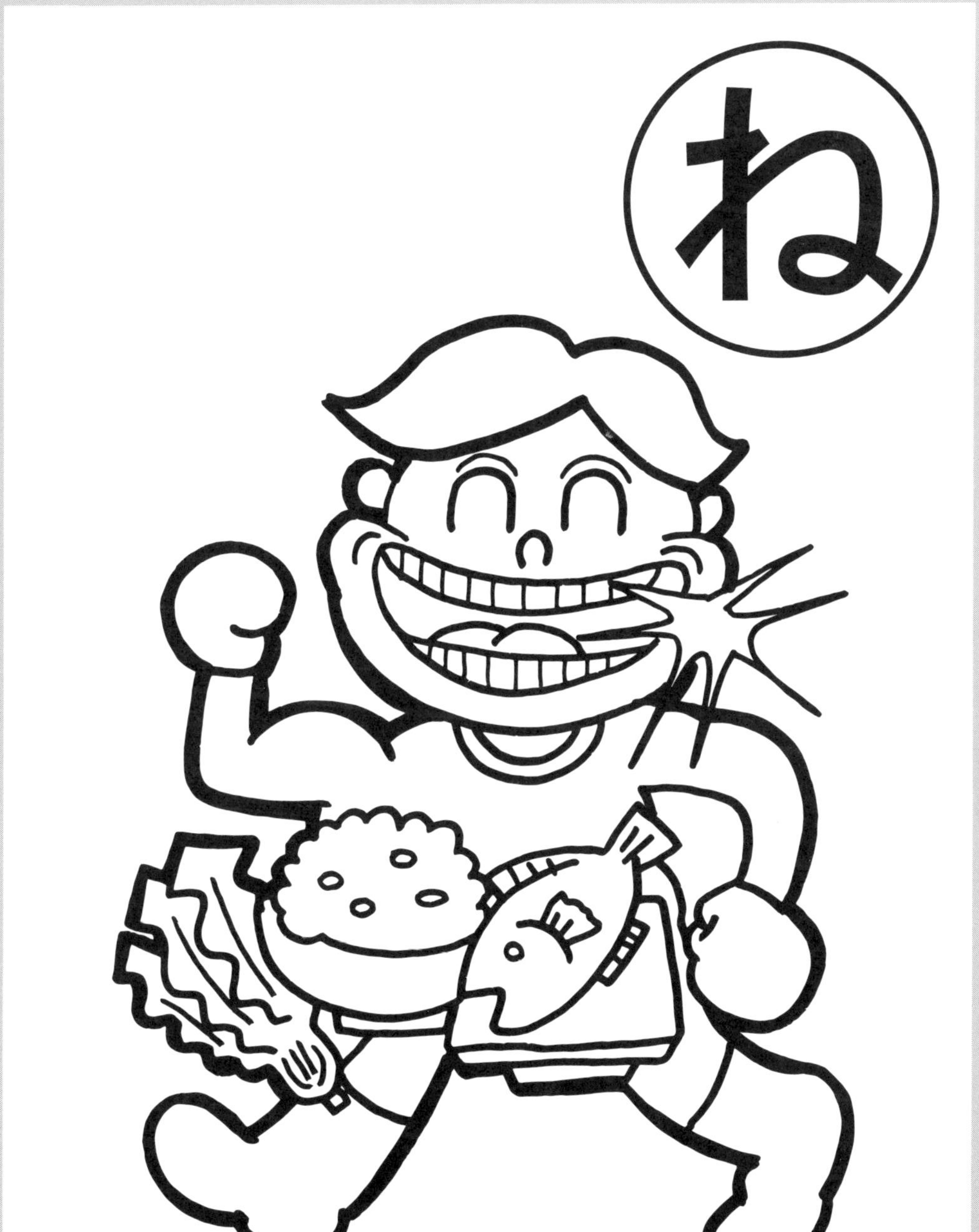
ね

のど仏《ぼとけ》
指《ゆび》越《こ》え　ゴックン
つば3回《かい》

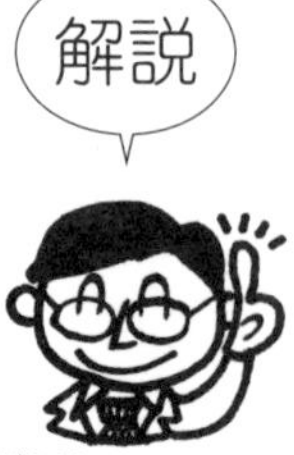

　のど仏《ぼとけ》に軽く指の腹を当て，「ゴクン」とつばを飲み込むことをできるだけくりかえしてやってもらいます。

　のど仏が当てた指を越えて「ゴクン！！」と上に持ち上がり，元の位置に戻ってきたら１回と数えます。30秒間で３回以上が目安です。

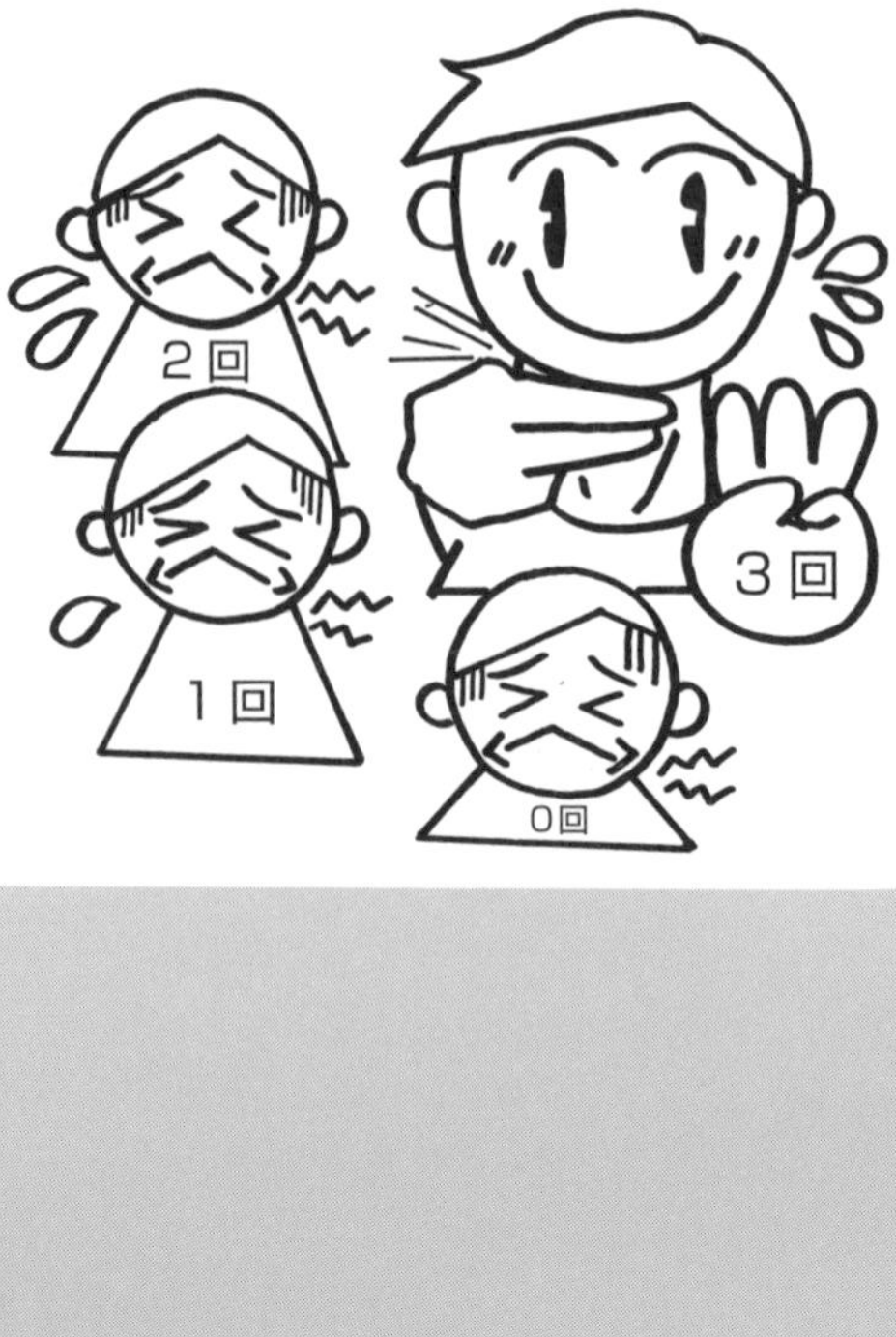

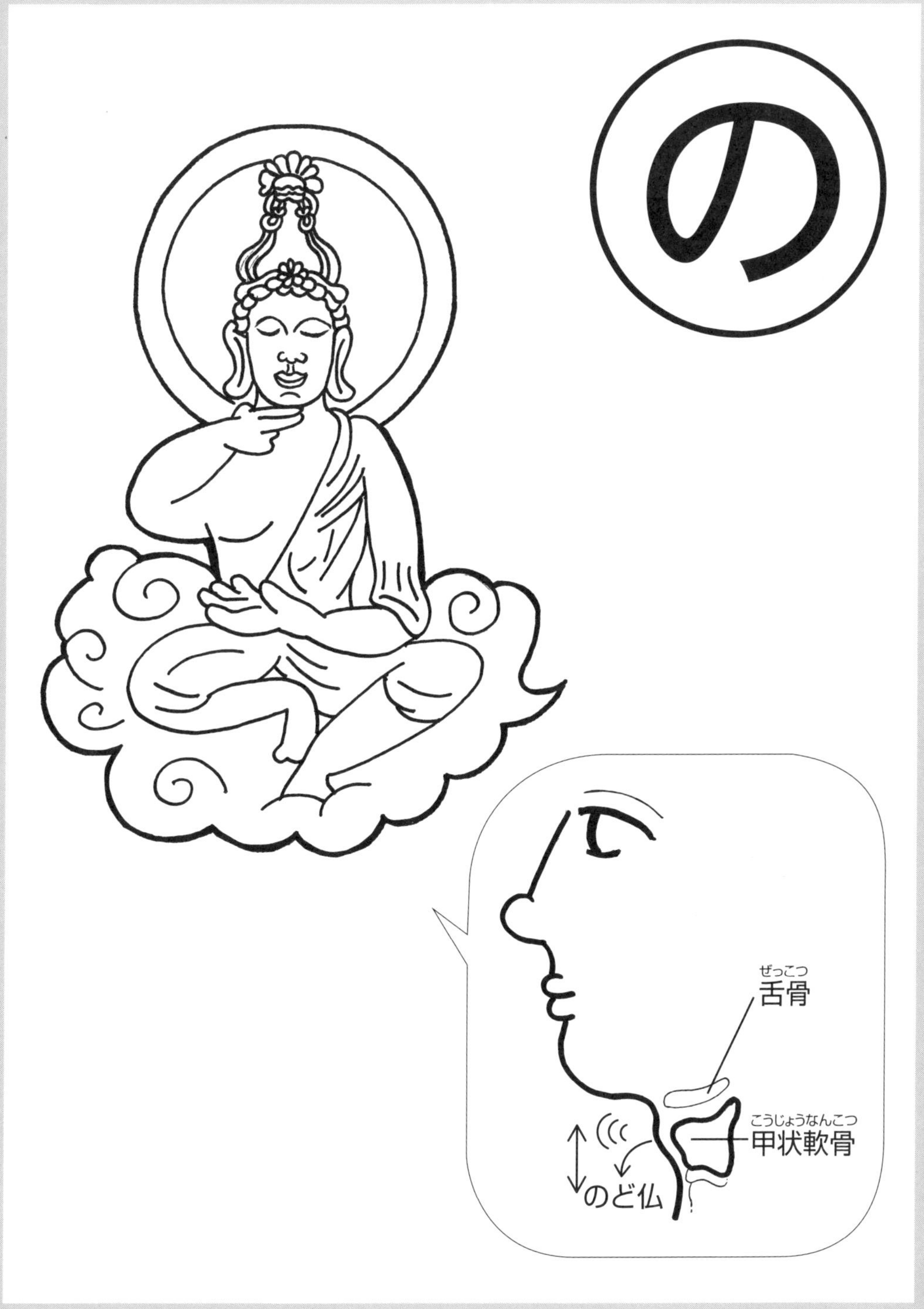
の
舌骨《ぜっこつ》
甲状軟骨《こうじょうなんこつ》
のど仏

は（張）りつくと
食《た》べづらい海苔《のり》、
ウエハース

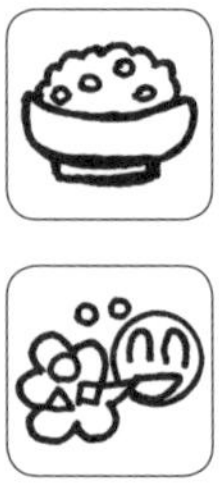

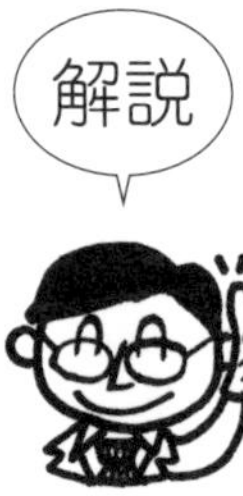

嚥下《えんげ》障害のある方が食べづらい食品の中には，うわあごやのどに張りついてしまうものも，あげられます。

焼き海苔《のり》やウエハース，メロンパンなどが思いつきますね。

できるだけさけるようにするか，食べやすい形に工夫するなどして摂取《せっしゅ》しましょう。

→ ㋑ ㋒ ㋕ (が) ㋠ ㋣ ㋪ ㋬ ㋰ ㋲ ㋴

参考文献　1）5）

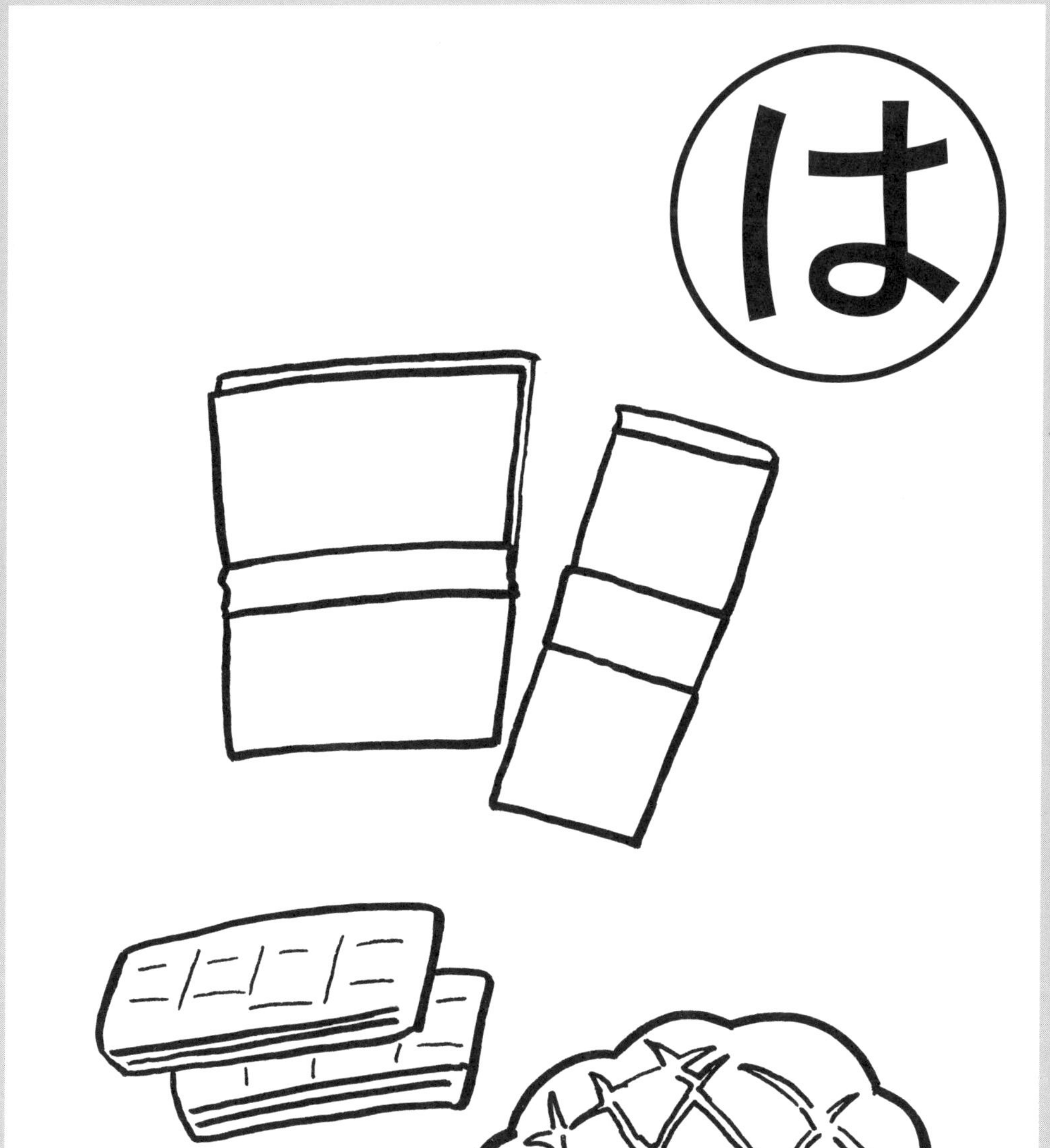
は

ひとくち（一口）の量《りょう》や形状《けいじょう》大事《だいじ》です

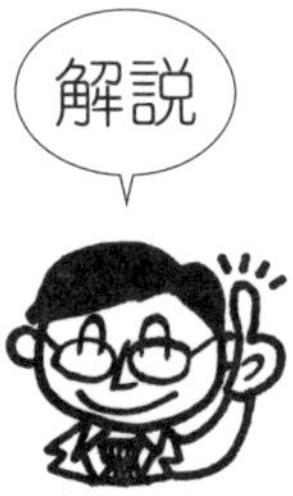

1回に口《くち》に入れる量や，食べ物のやわらかさや形は，誤嚥《ごえん》の危険性にとても影響します。

その方にあった一口《ひとくち》量をしっかり飲み込んでから次の一口にすすみましょう。

→ む

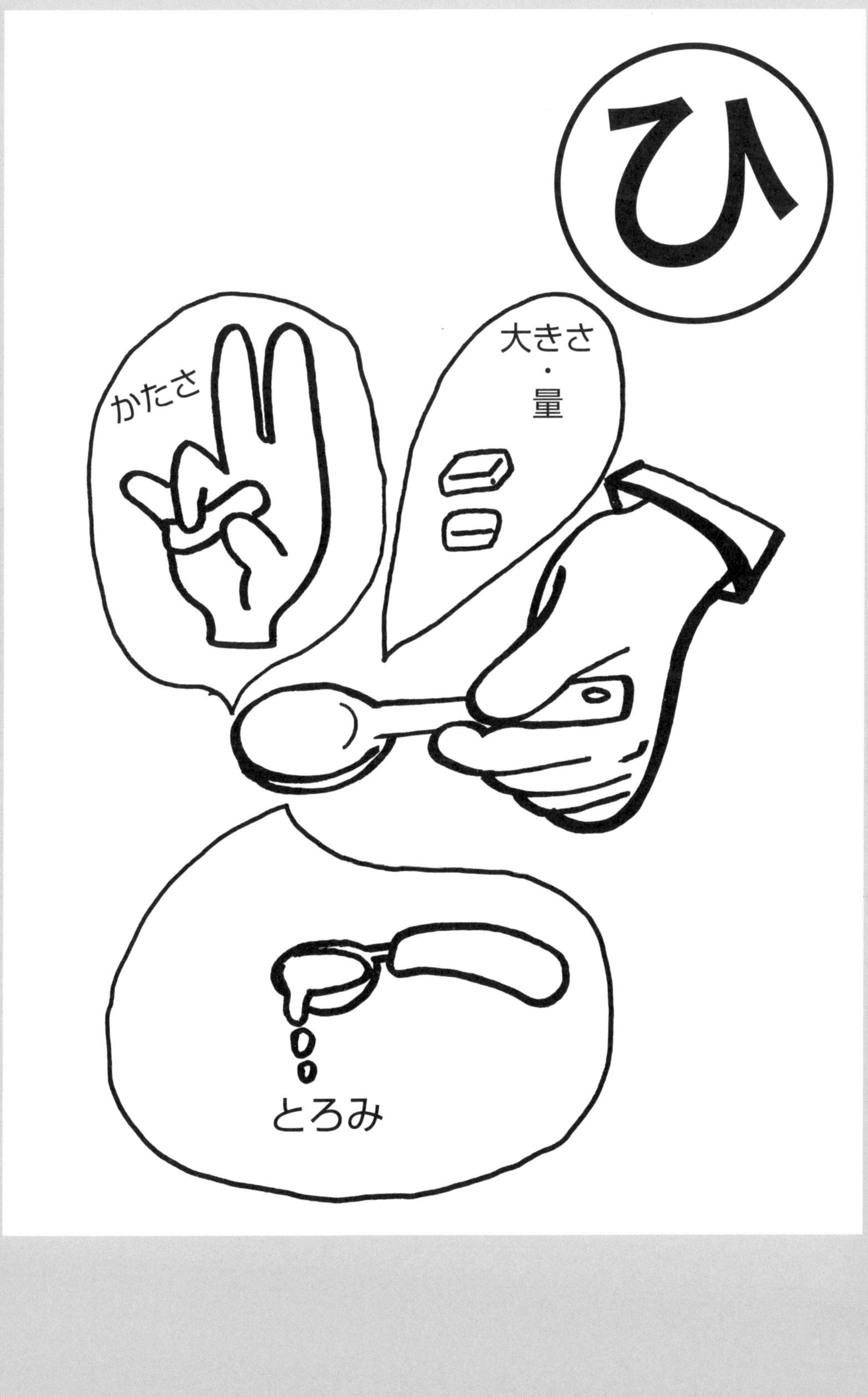
ひ
かたさ
大きさ・量
とろみ

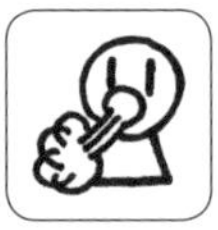

ふうふうと
ストロー吹《ふ》くのも
よい練習《れんしゅう》

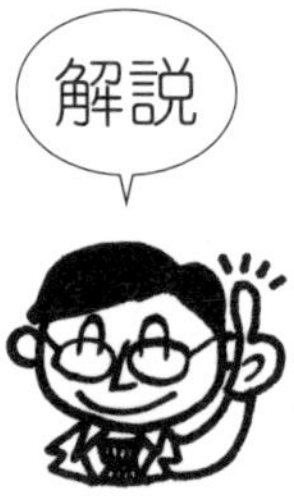

ストローでピンポン玉を吹き飛ばしたり，水をブクブクするゲームは呼吸の筋肉やほっぺたの筋肉を使うので，よい刺激になります。事故に注意しながら（息切れや水の誤飲など）ストローで吹く遊びをとりいれてみましょう。

→ い　え　こ　せ　ろ

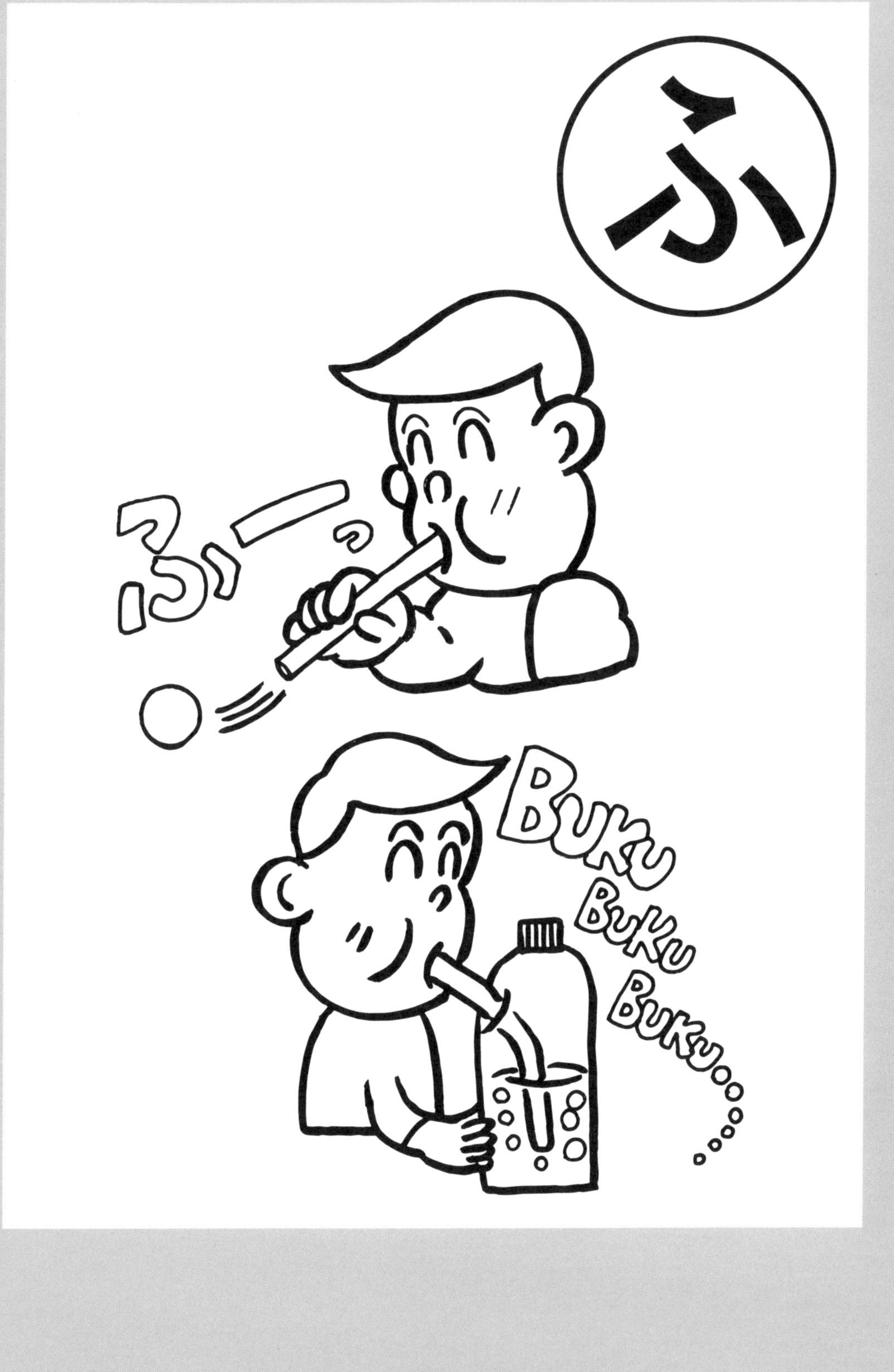
ふ
ふーっ
BUKU
BUKU
BUKU

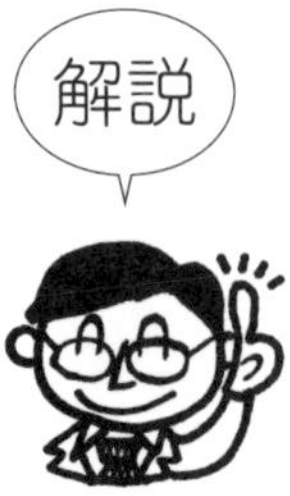

へんか（変化）みて

食前《しょくぜん》、食後《しょくご》、

食事中《しょくじちゅう》

嚥下《えんげ》障害のある方に関わる際，実際の食事の場面をよく観察することが大切です。

食事中や食後に声が変わったり，咳《せき》が多くなったり，元気がなく疲れてきたり，している様子がみられたら誤《ご》嚥《えん》の可能性もあります。

ただしむせや咳の原因も様々なので，心配な時はしっかり専門家にみてもらいましょう。

→ て ひ

参考文献　1）p.117〜p.178　2）p.43　3）p.28

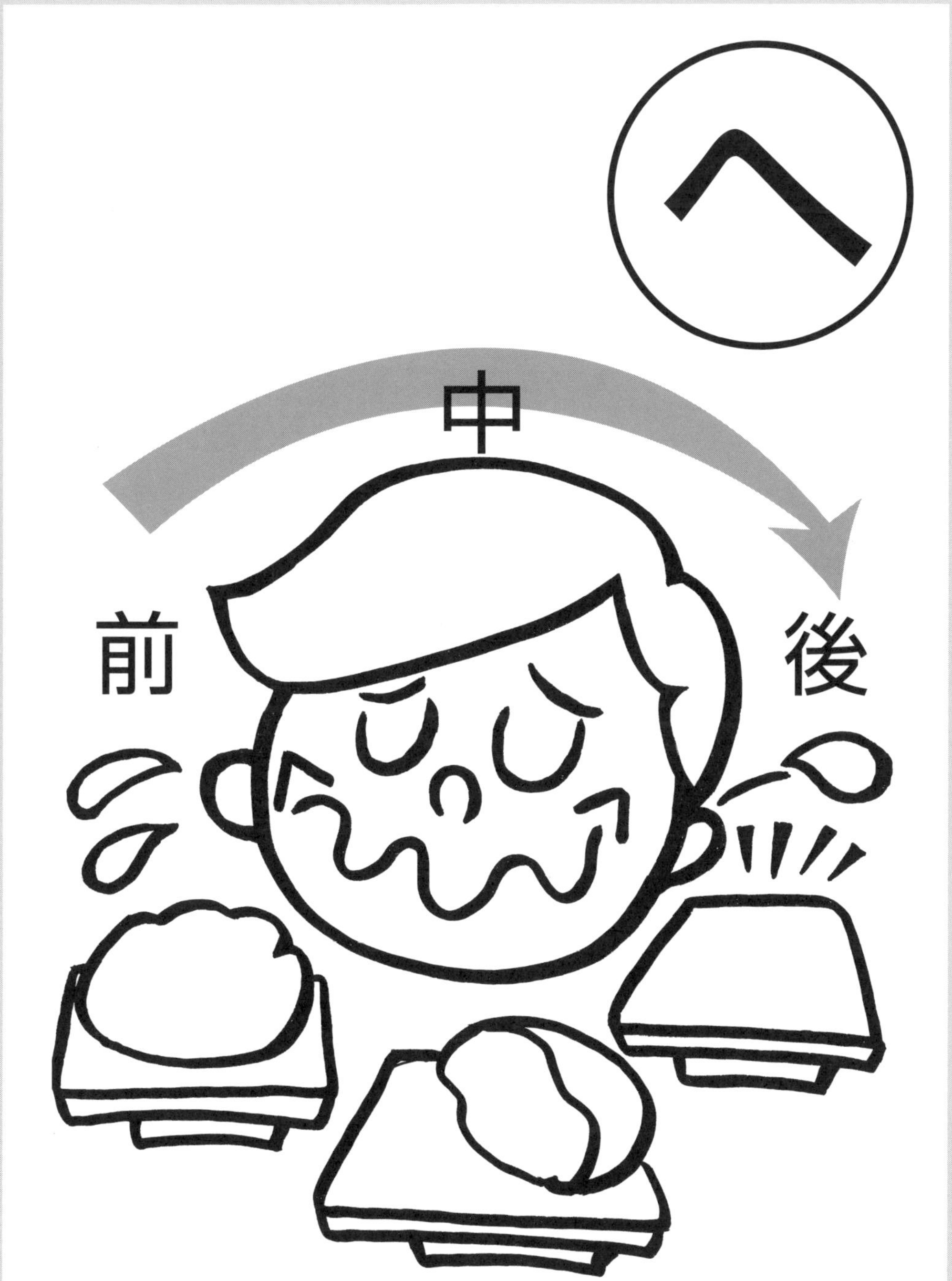
へ
前
中
後

ほっぺたを
ふくらませたり
へこませたり

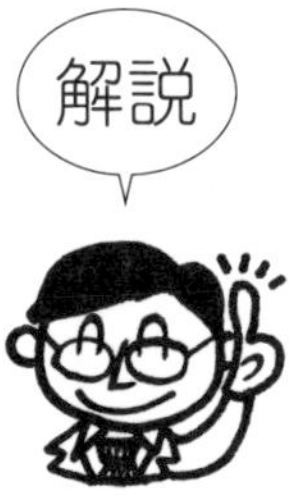

食事の前に顔の体操をしてみましょう。

やり方

①口《くち》をしっかり閉じたまま，ほっぺたをふくらませます。

②反対にほっぺたを吸いこんでへこませます。

①②を数回くりかえしてみましょう。

→ ㋐ ㋛ ㋟ ㋤ ㋥ ㋮ ㋶ ㋷ ㋹ ㋺

ほ

①

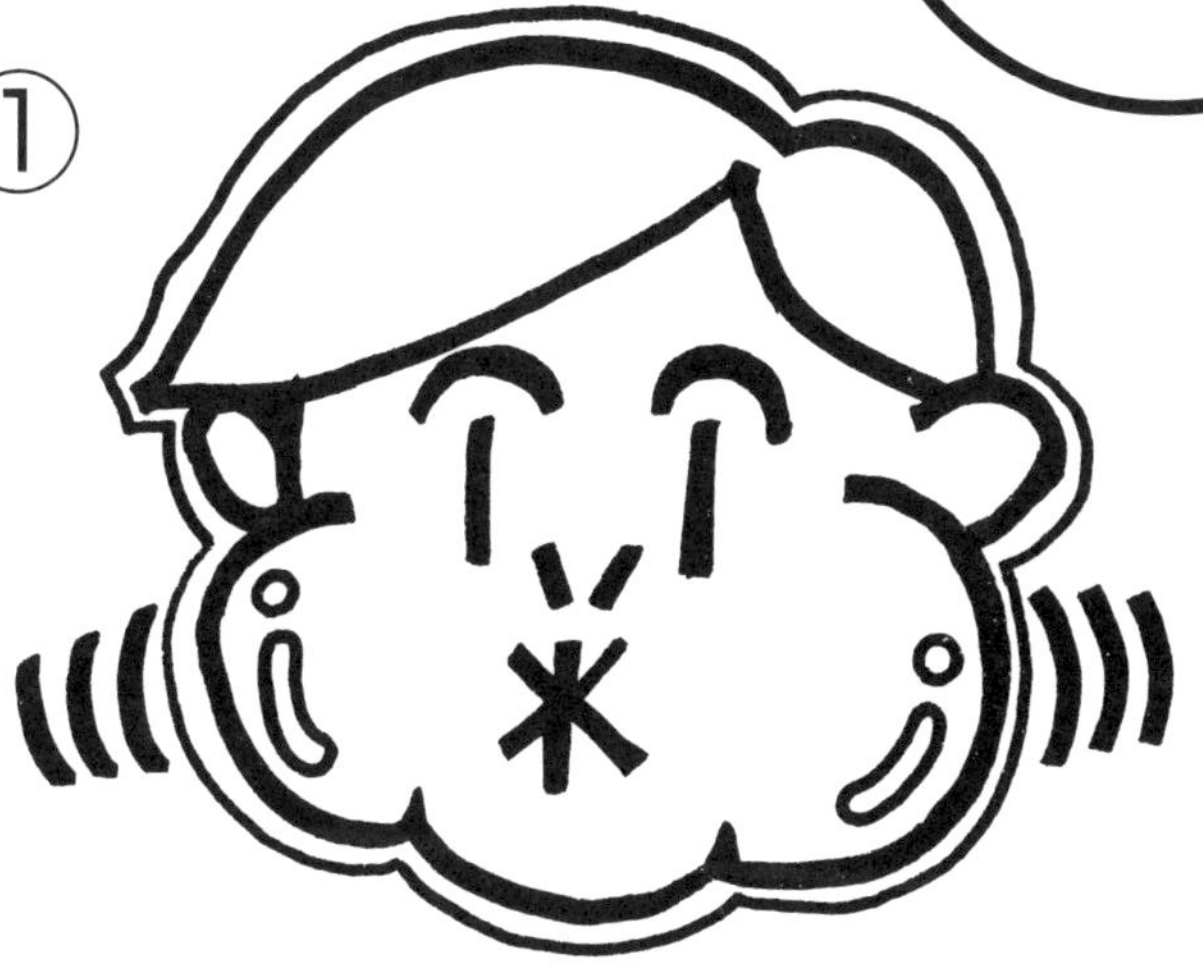

②

ま　ま（ママ）、ミシン
カタカタ動《うご》かし
パパの服《ふく》

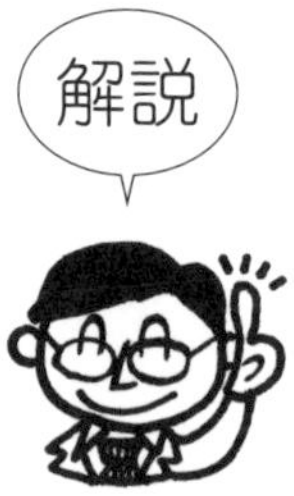

昔のミシンは電動ではなく，足でカタカタと板のような部分を踏んで歯車を動かして縫っていました。

ミシン以外にも懐かしい電化製品をみんなで思い出してみましょう。「パ」「タ」「カ」「ラ」という言葉を沢山使って，発声訓練もしてみましょう。

→ あ し な に ら れ

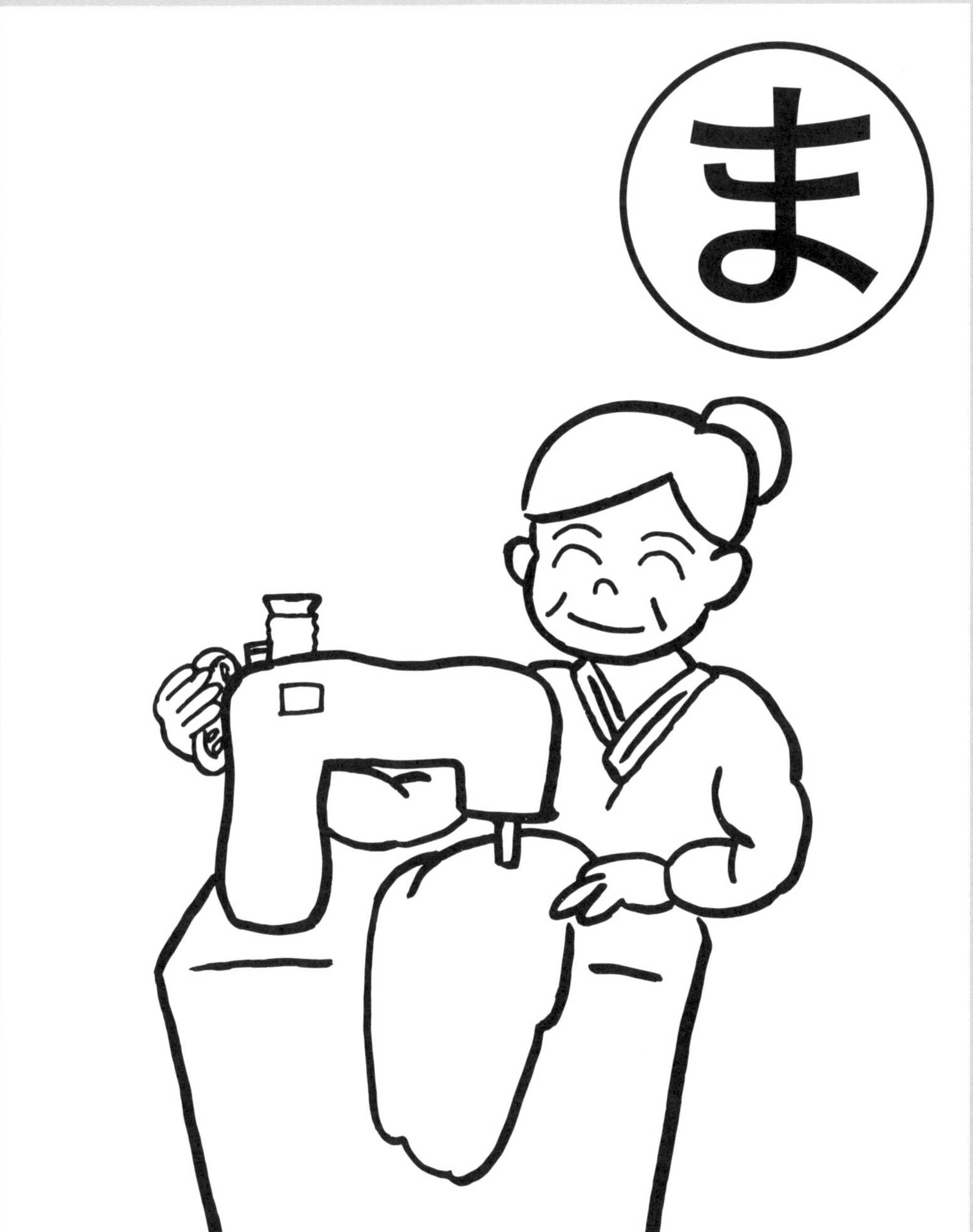
ま

みてみよう
むせる・咳込《せきこ》む・痰《たん》の量《りょう》

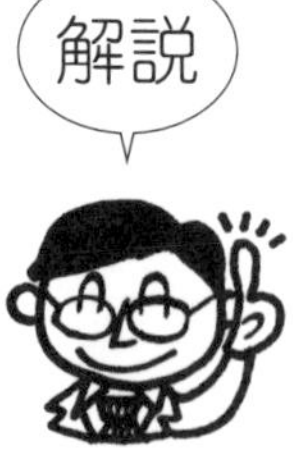

食事中や食後，むせたり，咳込《せきこ》んだり，痰《たん》の量が多くなったりする場合は，嚥下《えんげ》に支障がでてきているのかもしれません。サインをみのがさないようによくみてみることが大切です。

→ う　え　か　が　ち　と　は　ひ　へ　む　も　ゆ

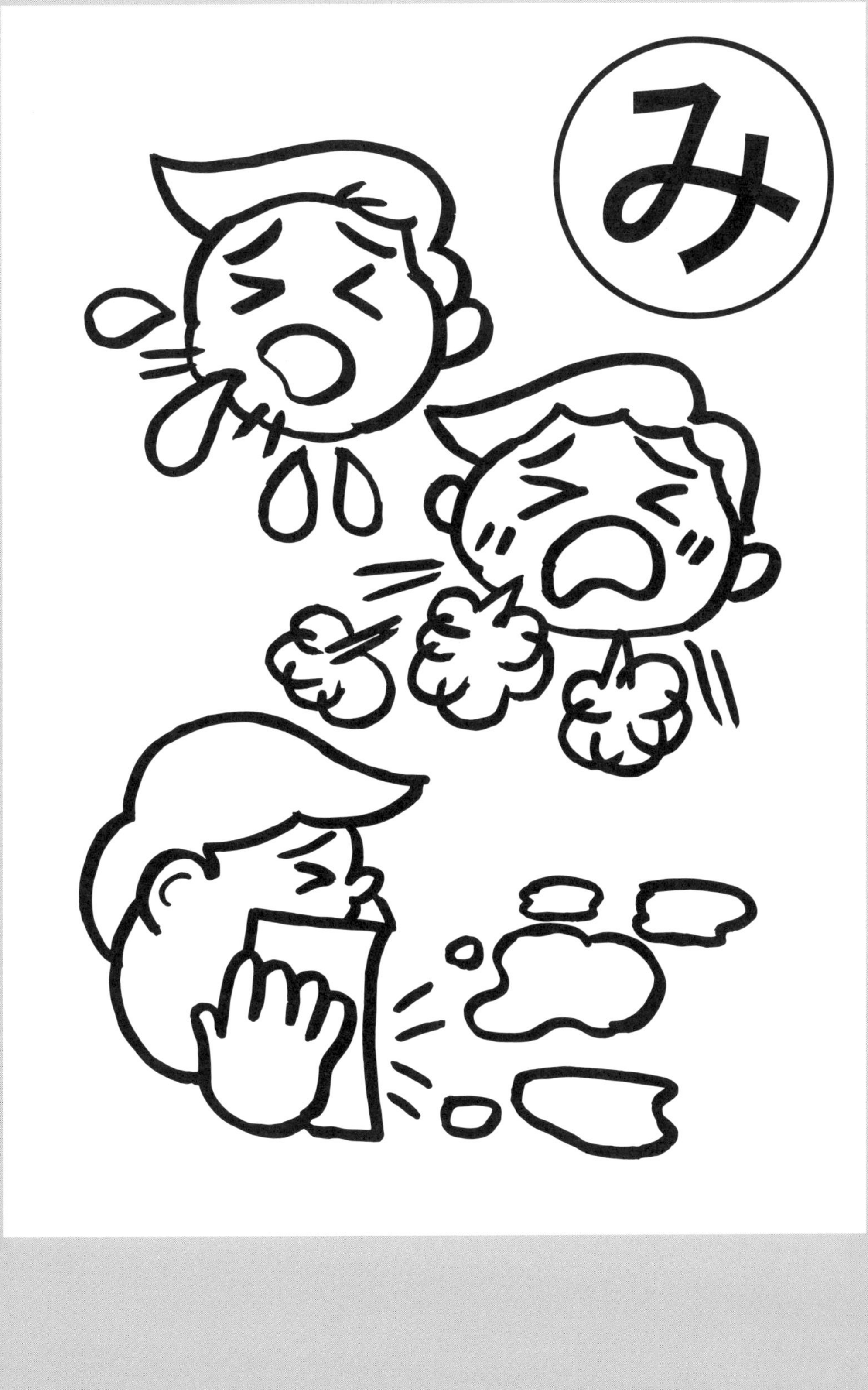
み

むせた時《とき》
水《みず》は飲《の》ませず
適切《てきせつ》に！

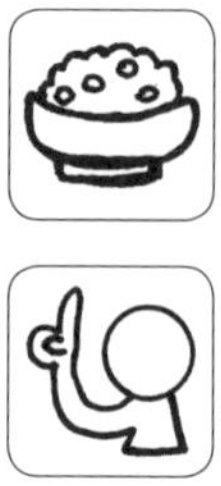

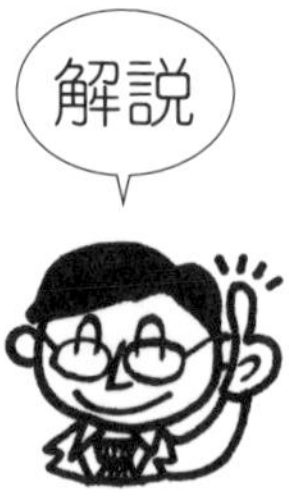

食事中にむせた時，のどがつまったのかとかんちがいして，水を飲ませてしまうとむせがひどくなってしまうので，してはいけません。

むせた時は少し前かがみで，咳《せき》が出やすく呼吸が楽になるようにしてあげましょう。

介助者は軽く背中をさすってあげるとよいでしょう。

→ う　え　か　が　ち　と　は　ひ　へ　み　も　ゆ

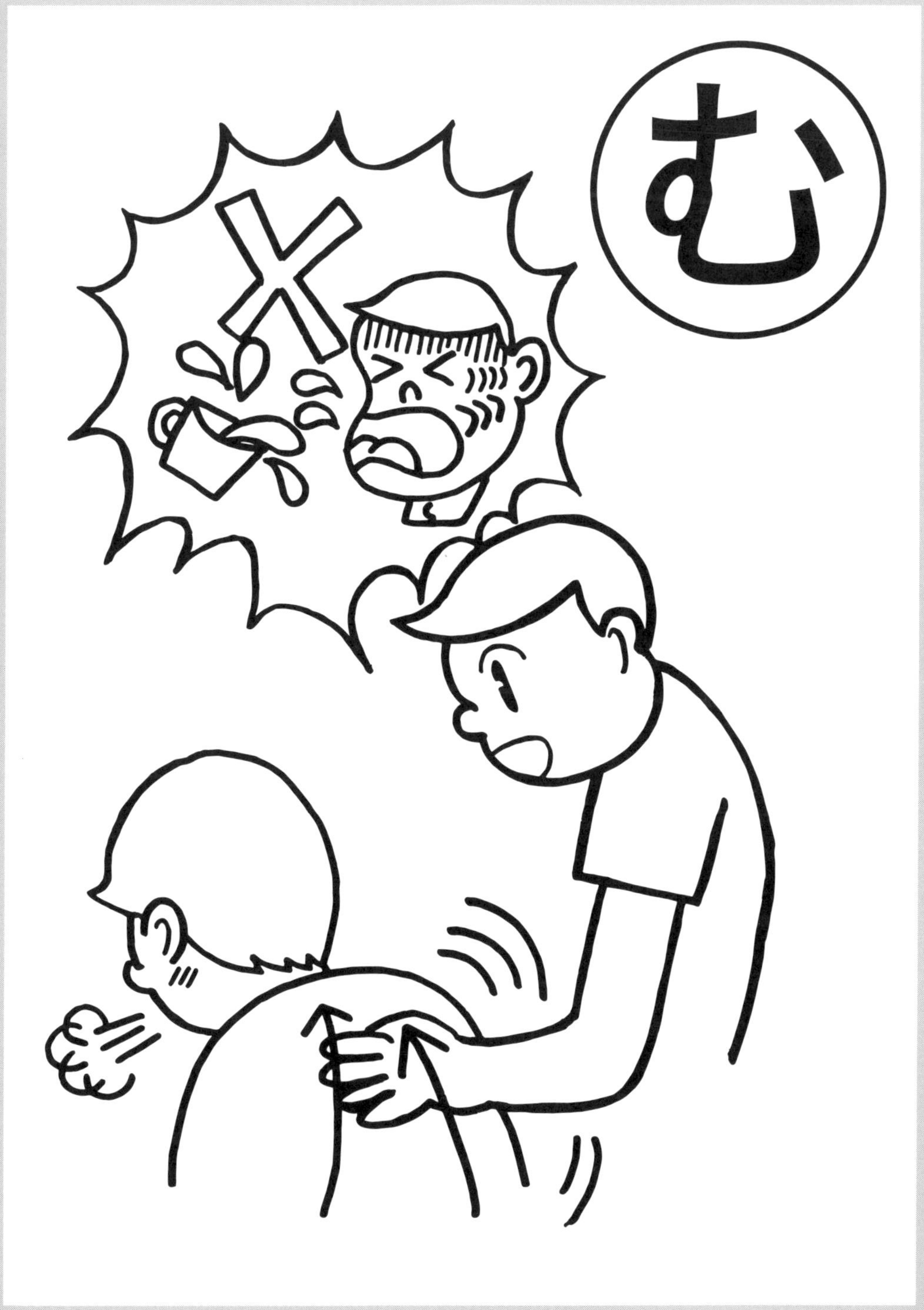
む

めんどう（面倒）と
思《おも》わず
お口《くち》のケアしましょう

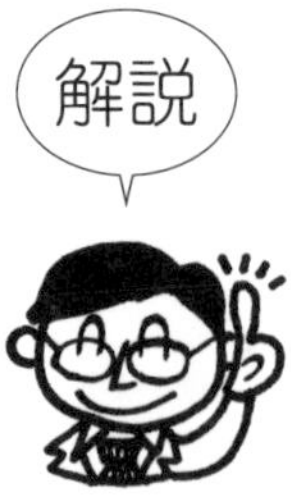

口《くち》の中を清潔に保つことはとても重要です。

全身の健康につながっています。

何かしらの障害がある方で，食べることができない方でも，放っておくと，痰《たん》やその他の分泌物《ぶんぴつぶつ》やほこり，細菌などで，口の中は汚れます。

どのような状態にあっても，お口《くち》のケアを怠らないようにしましょう。

→ ⓚ ⓚ ⓚ ⓢ

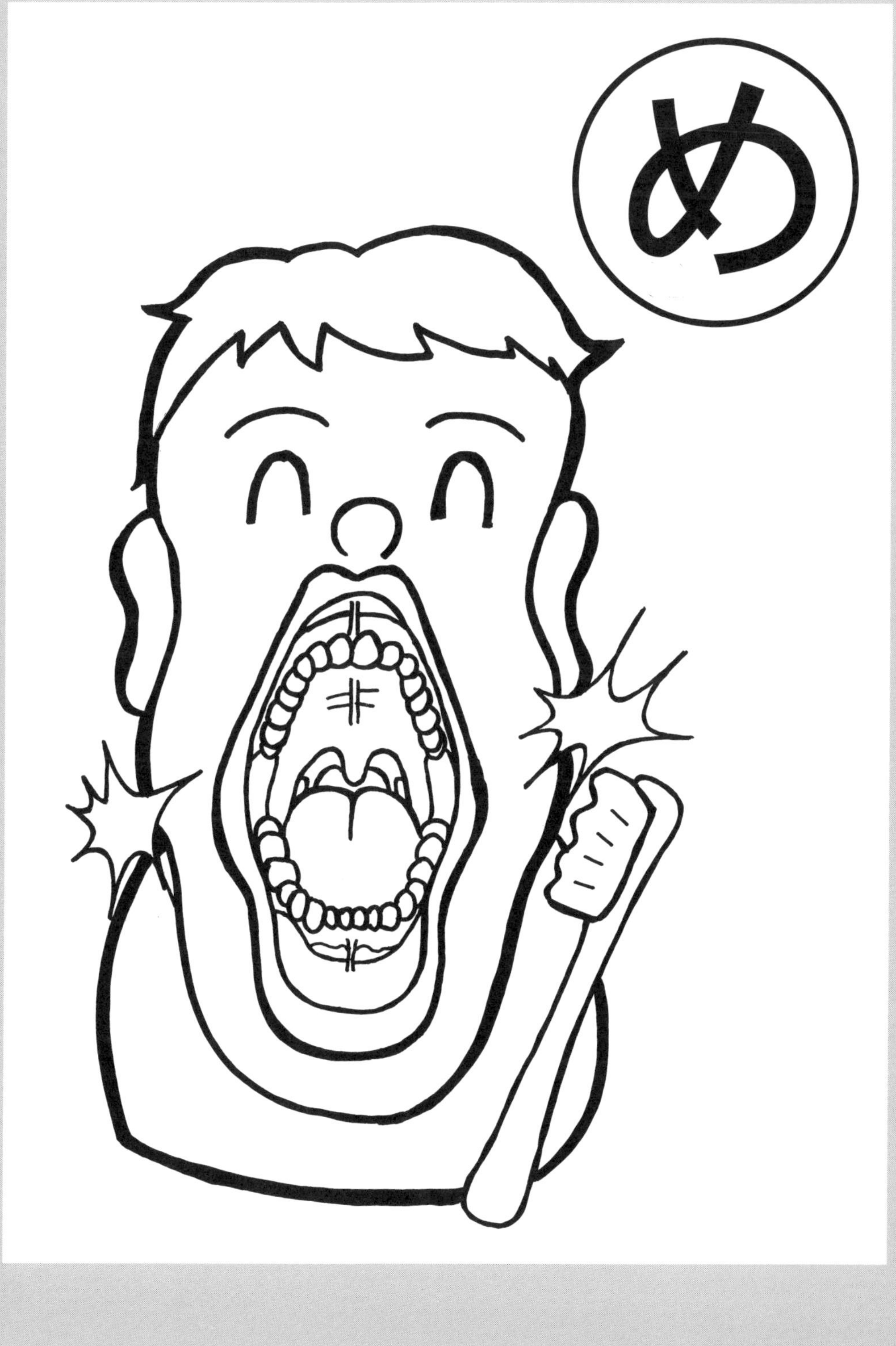
め

もち、わかめ、チーズはのどにはりつくよ

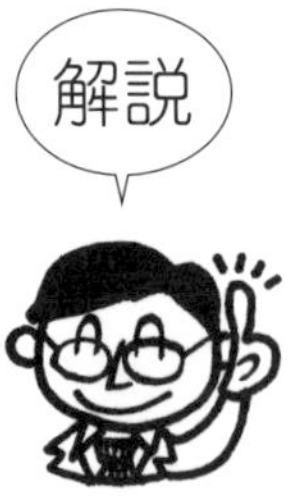

もちやわかめ，チーズ，バターロールなども，のどにはりつくことがあり，飲み込みにくい食品です。

そのままでは飲み込みにくいので，工夫をしたり，飲み込みやすい形態にした嚥下《えんげ》障害のある方のための市販品もあるので，利用してみるとよいでしょう。

→ い　う　か　が　ち　と　は　ひ　へ　む　ゆ

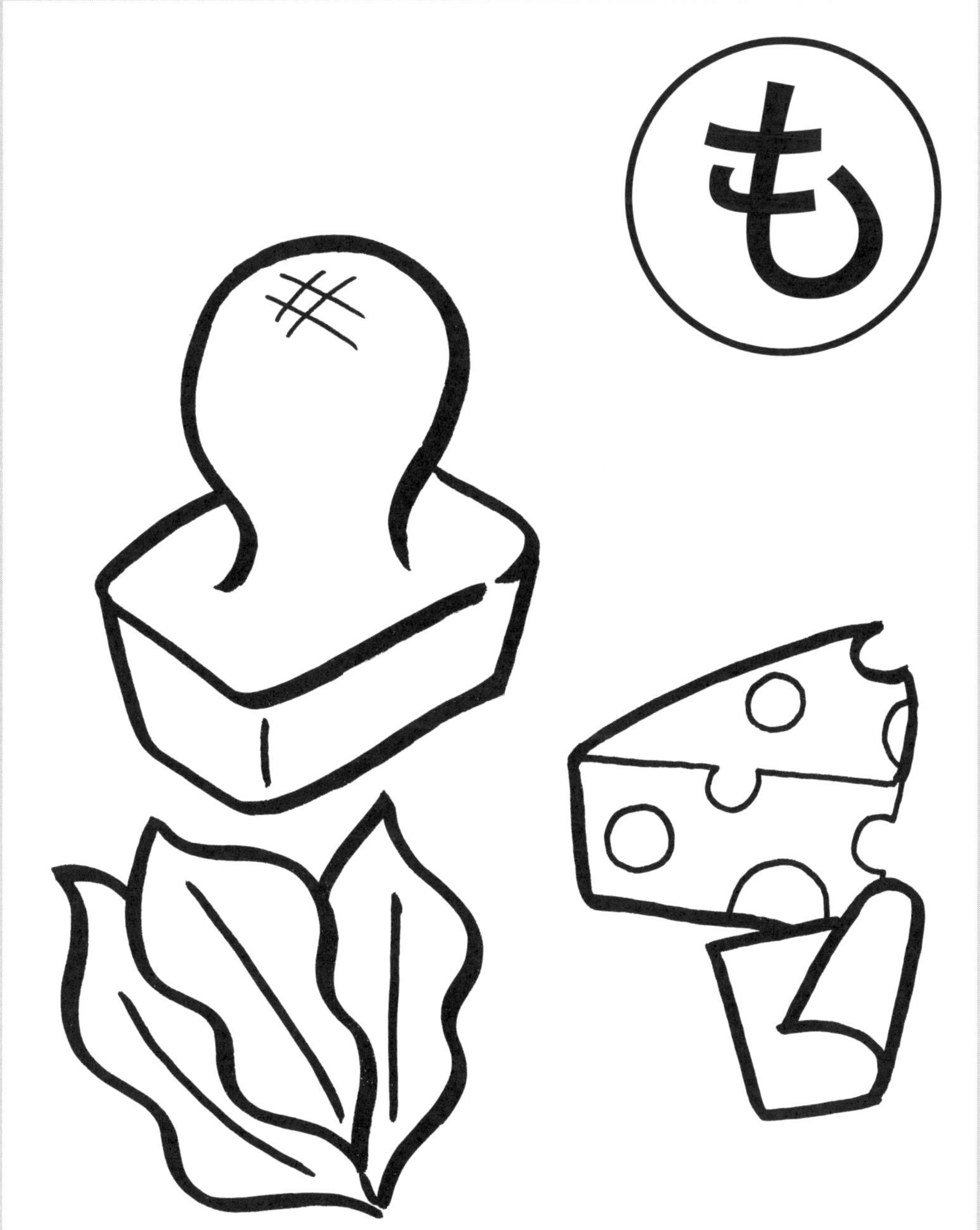
も

や（痩）せてきた！

栄養状態《えいようじょうたい》

大丈《だいじょう》夫《ぶ》？

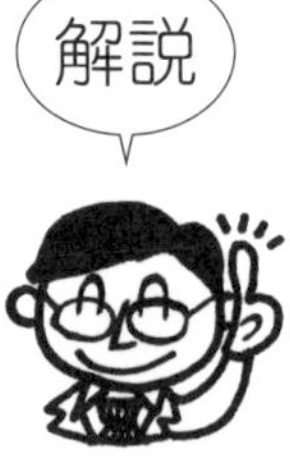

体重（一般的な標準体重（kg）は，身長（m）の2乗×22）が目安ですが，これより明らかに減っていたり，短期間に減少したり，血液中の栄養が不足している時は，大きな病気や嚥下《えんげ》障害が隠れていることもあります。

→ お ね る ん

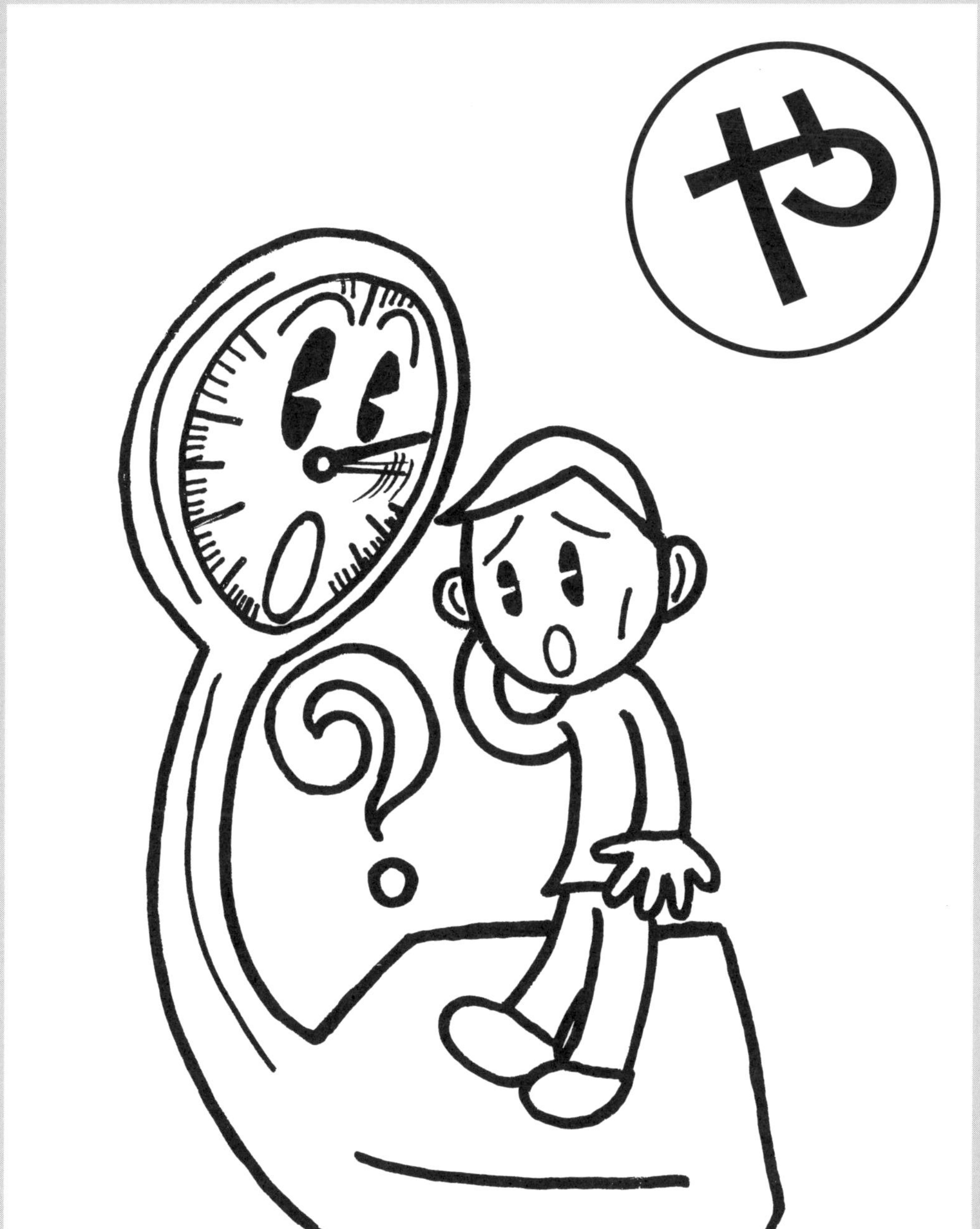
や

ゆ

ゆでたまご、
ふかし芋《いも》など
パサつくよ

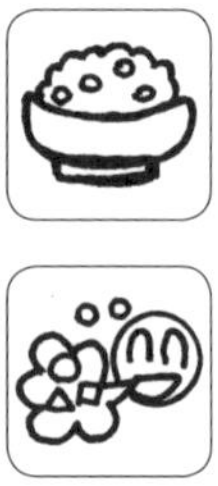

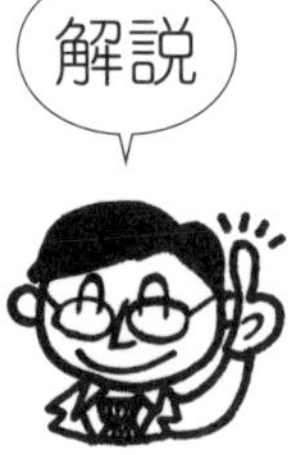

パサパサしたものは嚥下《えんげ》障害がなくてもそのままで飲み込みにくいものです。例えばゆで卵の黄身やふかし芋，焼き魚，パン，クッキーなどもパサつき，飲み込みにくいものです。

無理にパサパサしたものを食べると，のどに残ったり誤飲してしまいます。よく噛《か》んで食べるようにし，食事内容を飲み込みやすい状態（ゼリーや卵とじのような工夫等）に整えてみるのもよいでしょう。

他にも食べたり飲み込みにくい食べ物をあげてみたり，工夫を話し合ってみるのもよいでしょう。

→ い　う　か　が　ち　と　は　ひ　へ　む　も

参考文献　1）p.161　5）

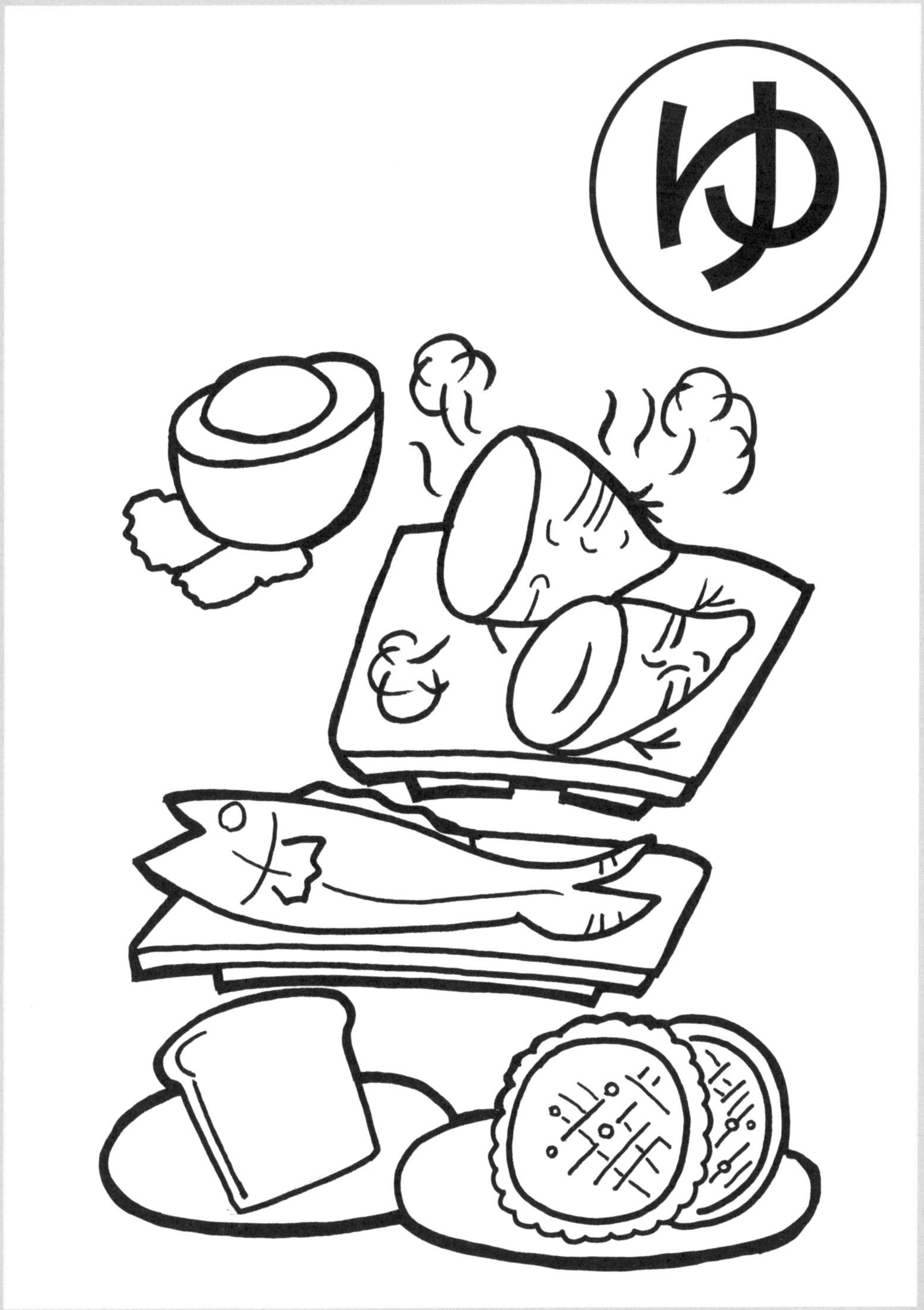
ゆ

よくかんで
昔《むかし》は食《た》べたよ
固《かた》いもの

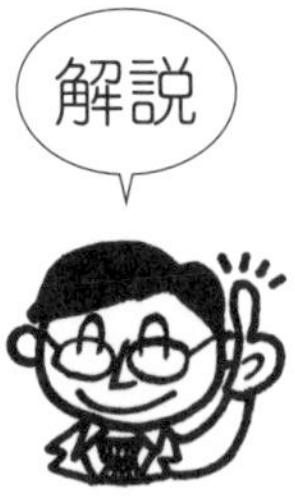

噛《か》む力がある方は，スルメなどを噛むことで咬合力《こうごうりょく》の強化になることもあります。

現代っ子は固いものをあまり食べなくなって，あごの力も弱くなったとも聞きますが，昔食べた固い食べ物やおやつをみんなで思い出して，話に花を咲かせてみませんか。

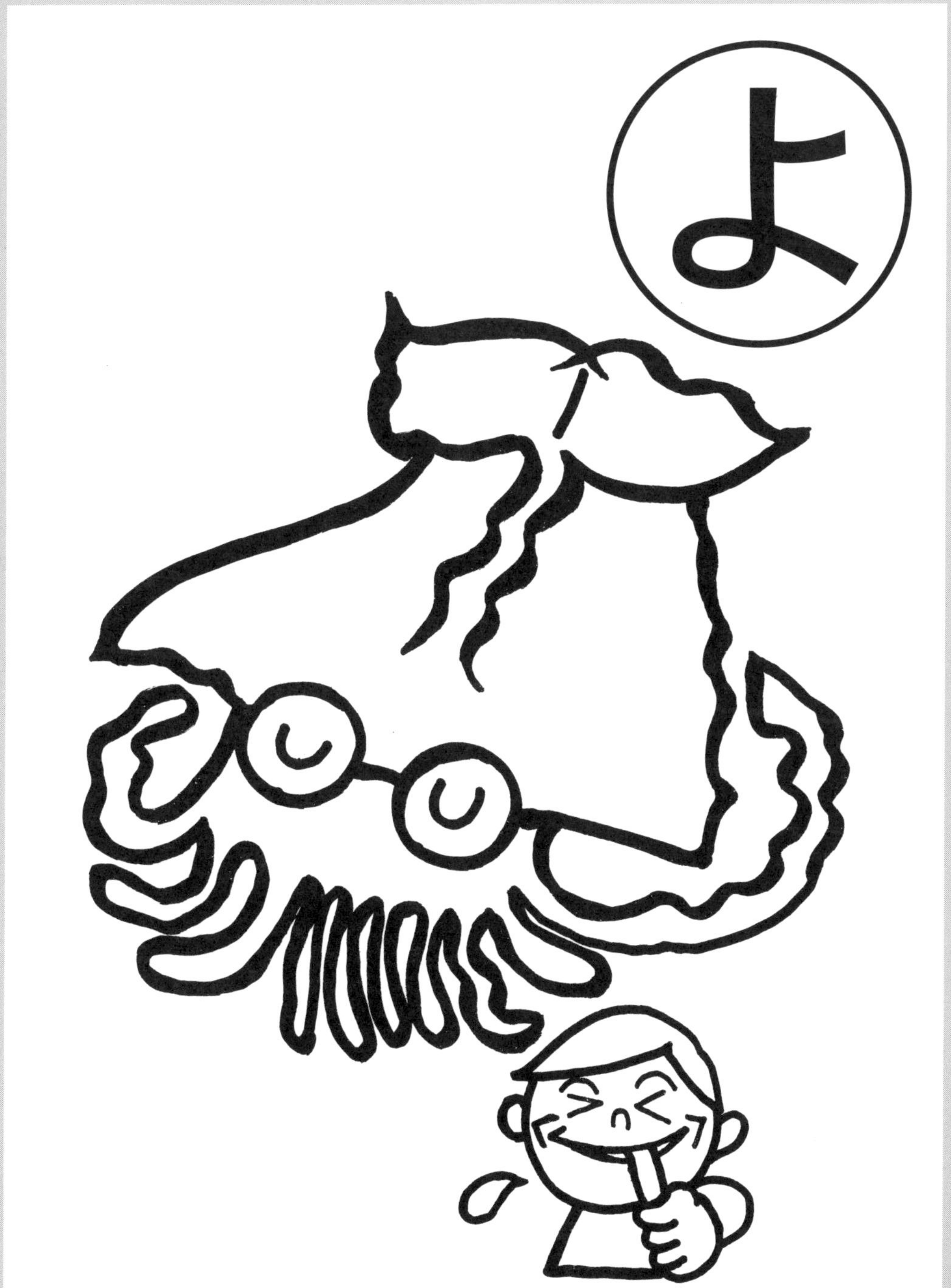
よ

ら

らっぱ吹《ふ》き
パンダが来《き》たよ
パッパカパー

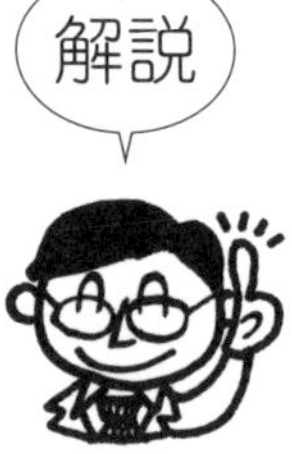

発声や発音の訓練は嚥下《えんげ》の訓練にもつながります。

「パ・タ・カ・ラ」をふくむ言葉を沢山言ってみましょう。

みんなで「パ・タ・カ・ラ」の入った言葉探しゲームをしてみてもよいでしょう。

→ あ し な に ま れ

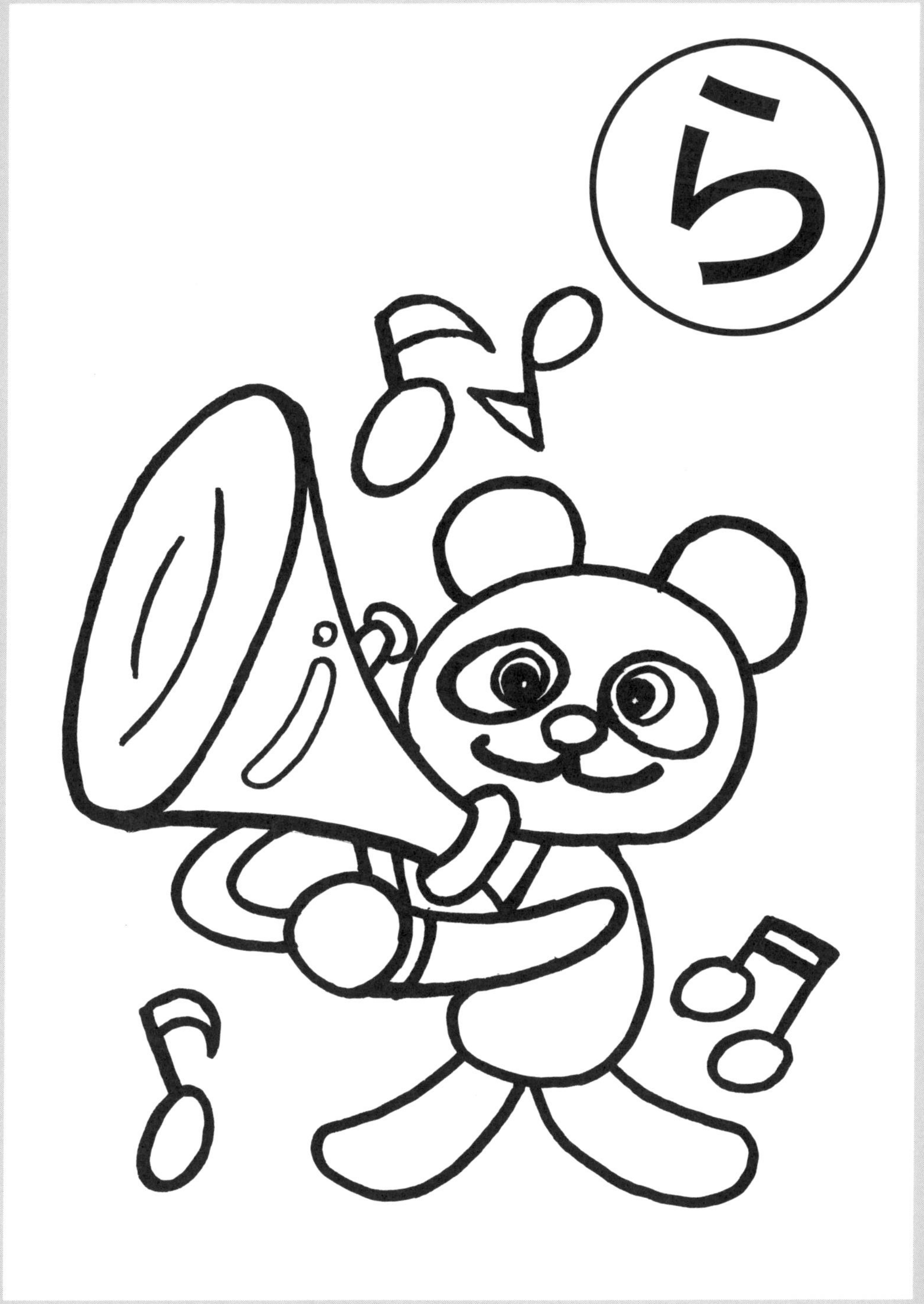
う

りらっくす（リラックス）
肩《かた》・首《くび》、ほぐし
「いただきます」

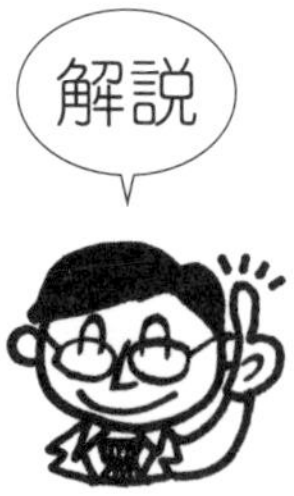

食事の前の準備体操として，肩や首の緊張をとり，食べ飲み込みをスムーズにしましょう。

首をゆっくりまわしたり，左右に傾けてみましょう。※

肩の上下運動もしてみましょう。

※首の病気や問題のある方は行ってはいけません。

→ あ し た な に ぬ ほ ま ら れ ろ

参考文献　3）p.98～p.101　4）p.72～p.77

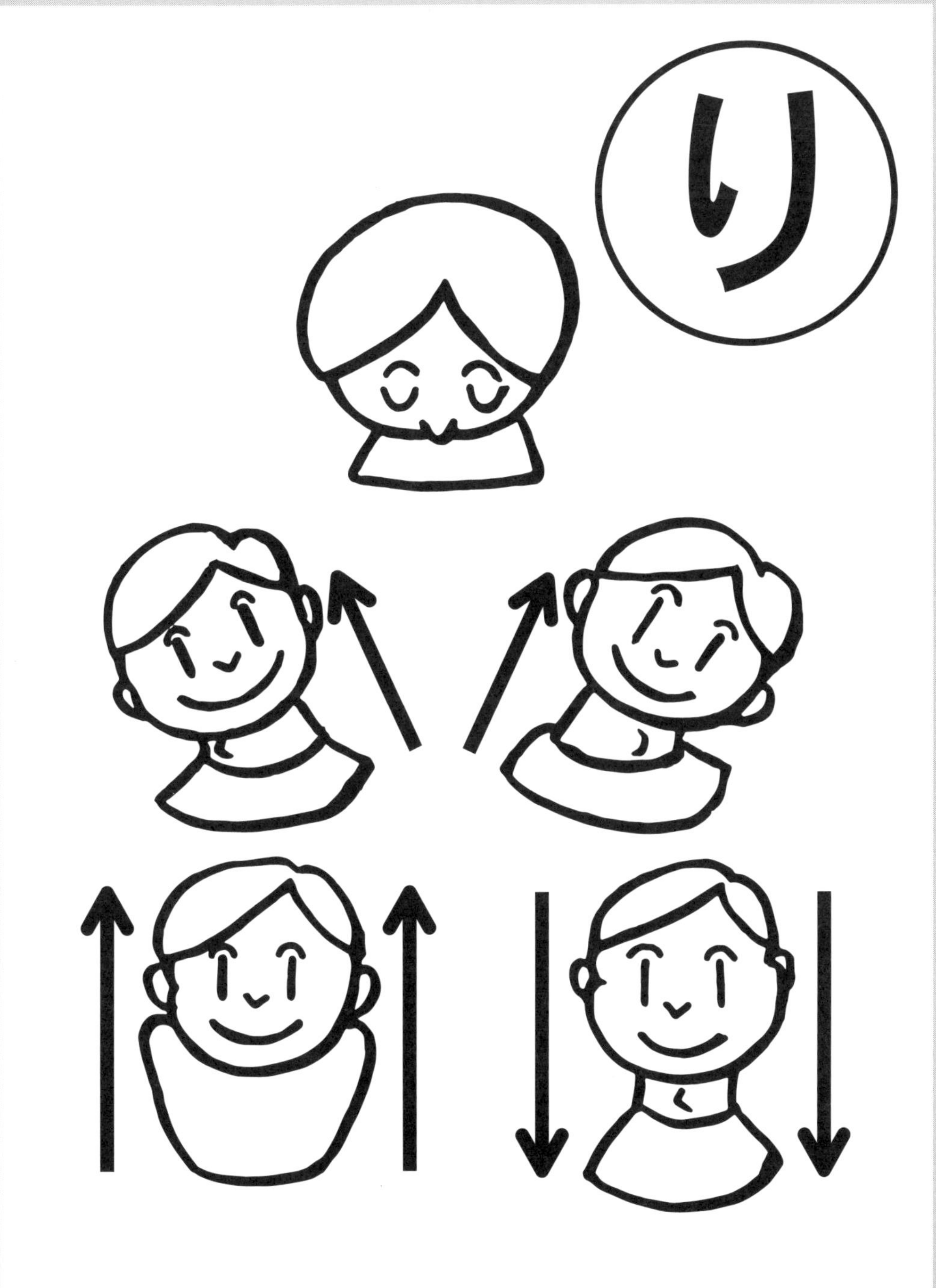
り

るんるんるん♪♪
快眠《かいみん》　快食《かいしょく》
快便《かいべん》で

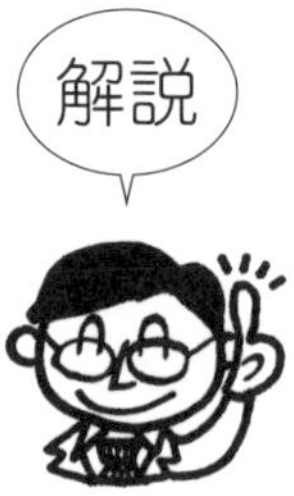

毎日ルンルン気分で健康に過ごすためには，規則正しい生活が大事です。

よく寝て，よく食べ，よく出して（トイレのリズムを整えて），長くおいしく楽しく生活していきましょう。

→ ㋔ ㋧ ㋳ ⓝ

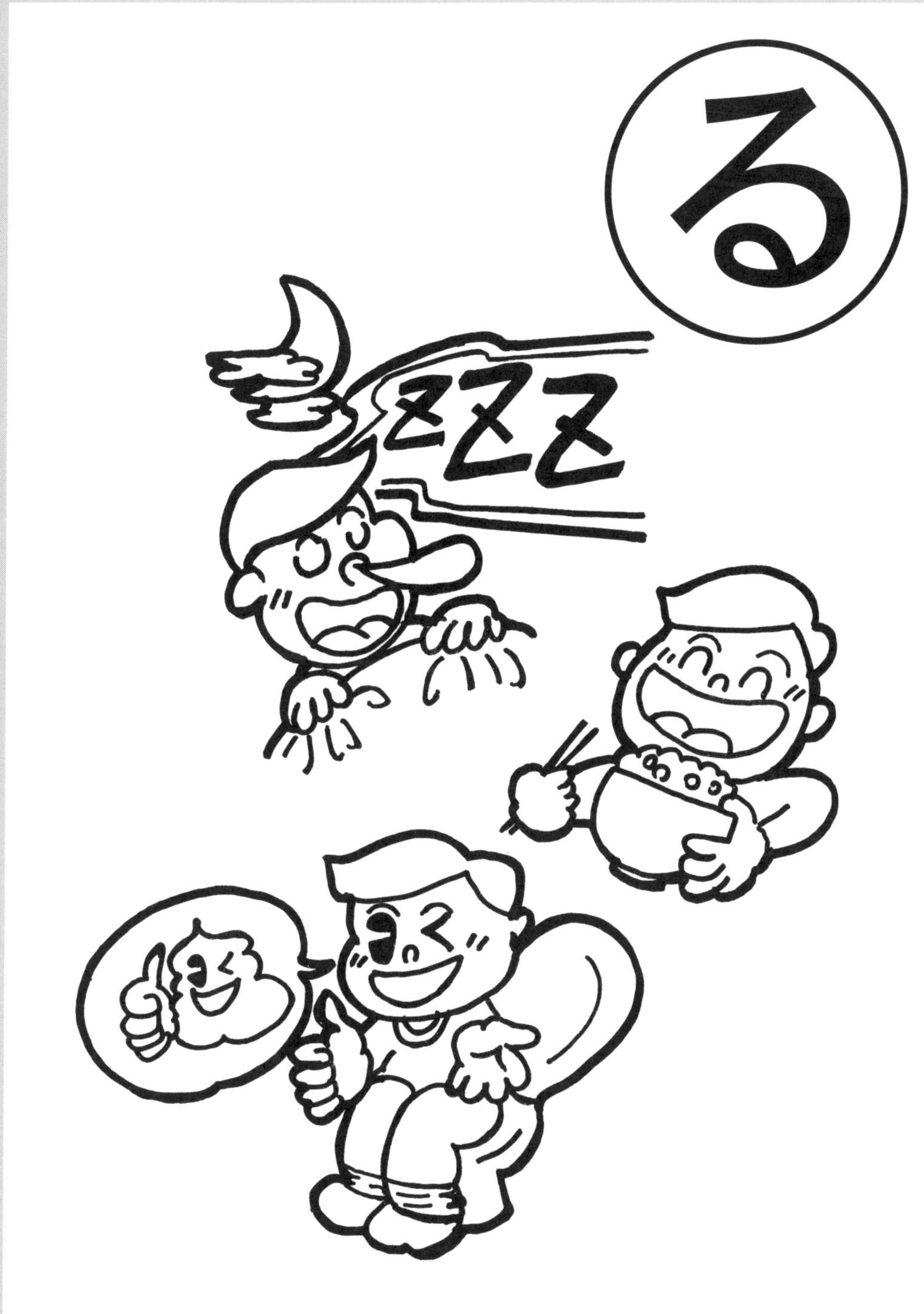
る
ZZZ

れんぞく（連続）で
パパパパ　タタタ、
カカカ　ララ～♪

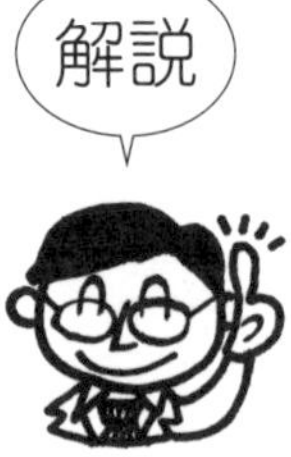

嚥下《えんげ》の訓練として，「パ・タ・カ・ラ」の言葉を連続して発音することも，非常によいことです。

みんなで「パ・タ・カ・ラ」の入った言葉探しをしてみてもよいですね。

→ あ し な に ま ら

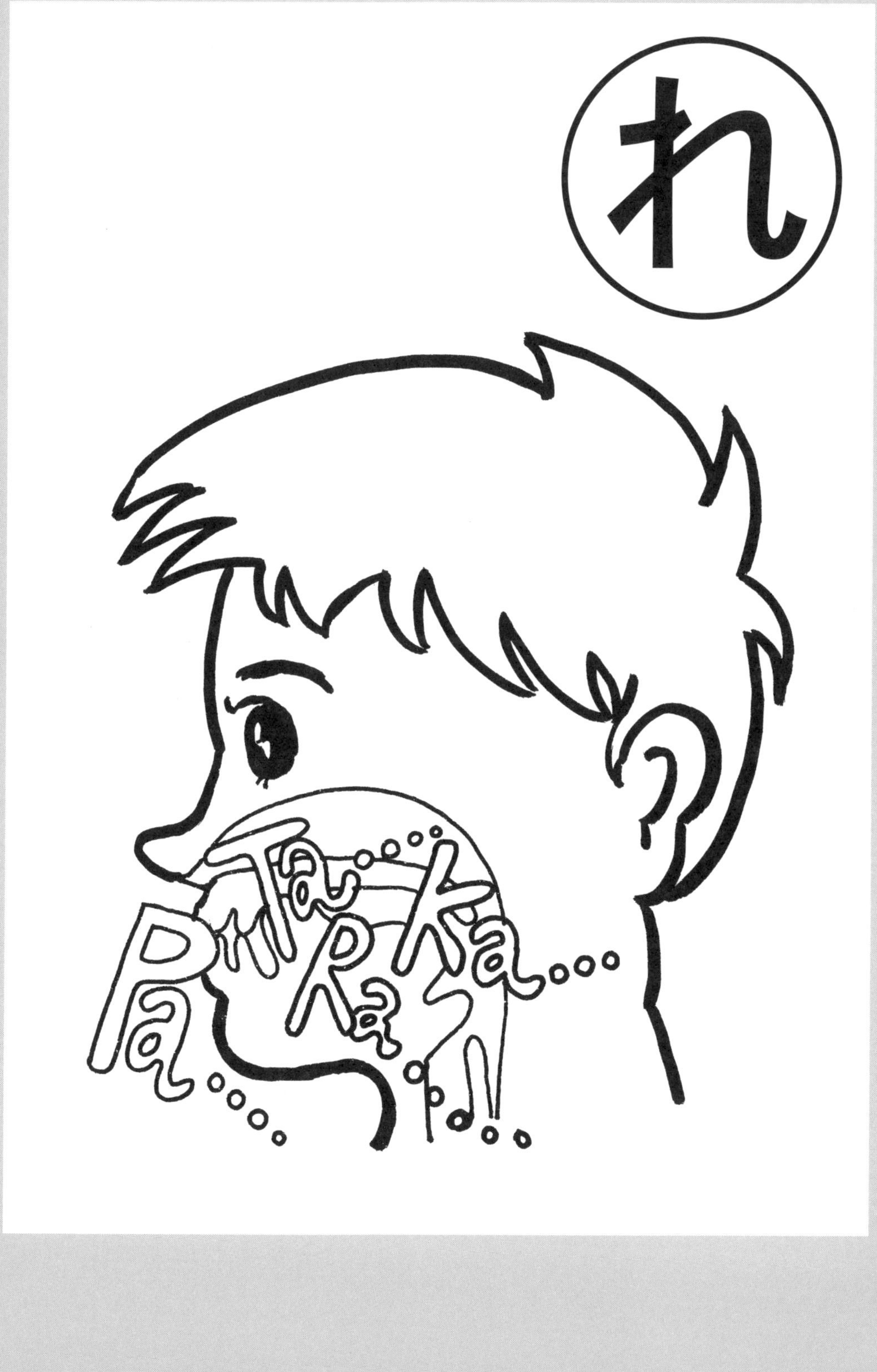
れ
Pa…
Ta…
Ka…
Ra
pa!!

ろうそくを
吹《ふ》き消《け》すように
息《いき》を吐《は》き

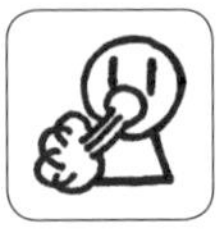

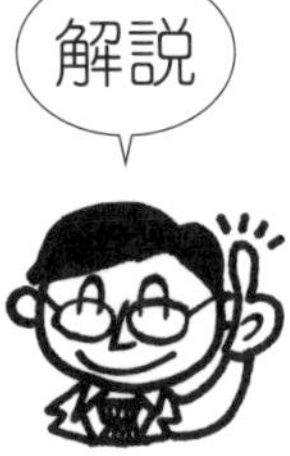

息を吸ったり吐《は》いたりする呼吸と食べ飲み込みの嚥下《えんげ》の働きは，協調しあってお互いがうまく機能します。

呼吸の練習は嚥下がうまくいくための練習にもなります。

「口《くち》すぼめ呼吸」という方法は，鼻から息を吸い，吐く時は，口をすぼめてロウソクの火を消すようにゆっくり吐きます。吐く息は吸う息より長く吐きます。

→ ㋑ ㋓ ㋙ ㋝ ㋫

参考文献　2）p.153

ろ

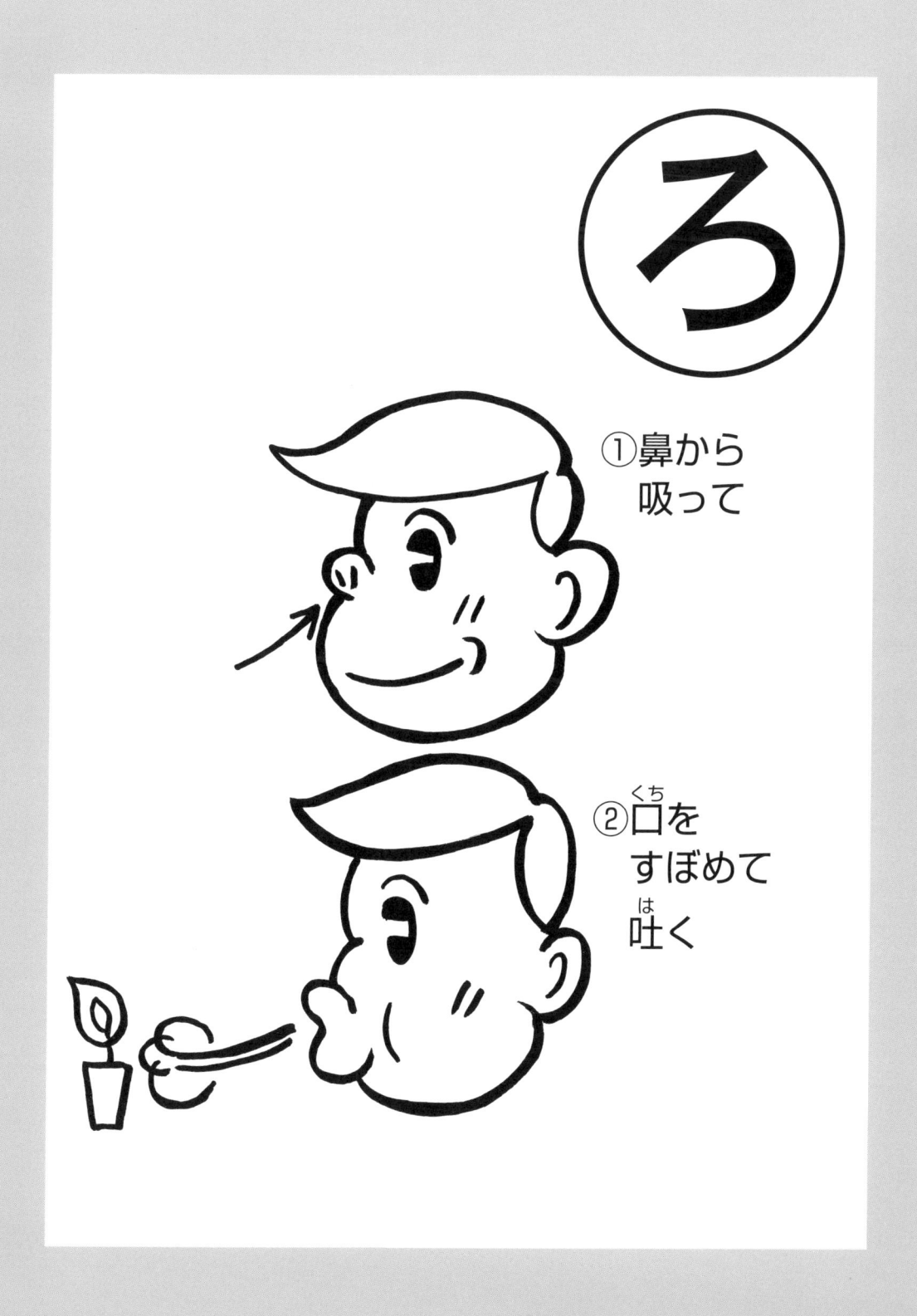

①鼻から
吸って

②口《くち》を
すぼめて
吐《は》く

わらい（笑い）ましょう
みんなに感謝《かんしゃ》し
あっはっは

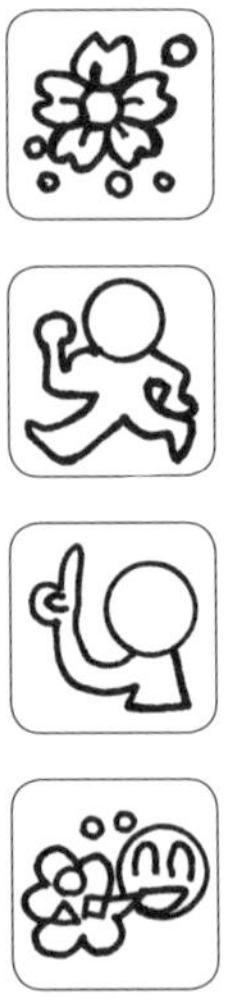

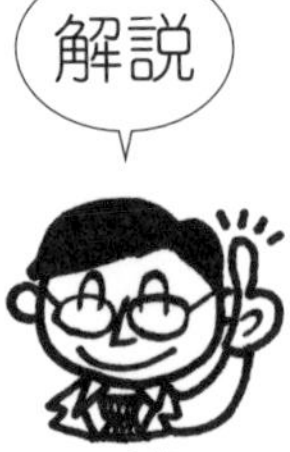

内視鏡で口《くち》の奥の方をのぞいてみると，人が笑っている時は，のど全体の筋肉も激しく活動しています。「笑うこと」は嚥下《えんげ》の訓練にもよいことなのです。

また，他にも，笑いには様々な効果があると言われています。みんなで大いに笑って，明るく生活していけるとよいですね。

笑いの効果 !?
・ストレス解消　・物事を前向きに考えられるようになる
・からだの運動　・免疫力を高める
・顔の筋肉の活性化

参考文献　3）6）

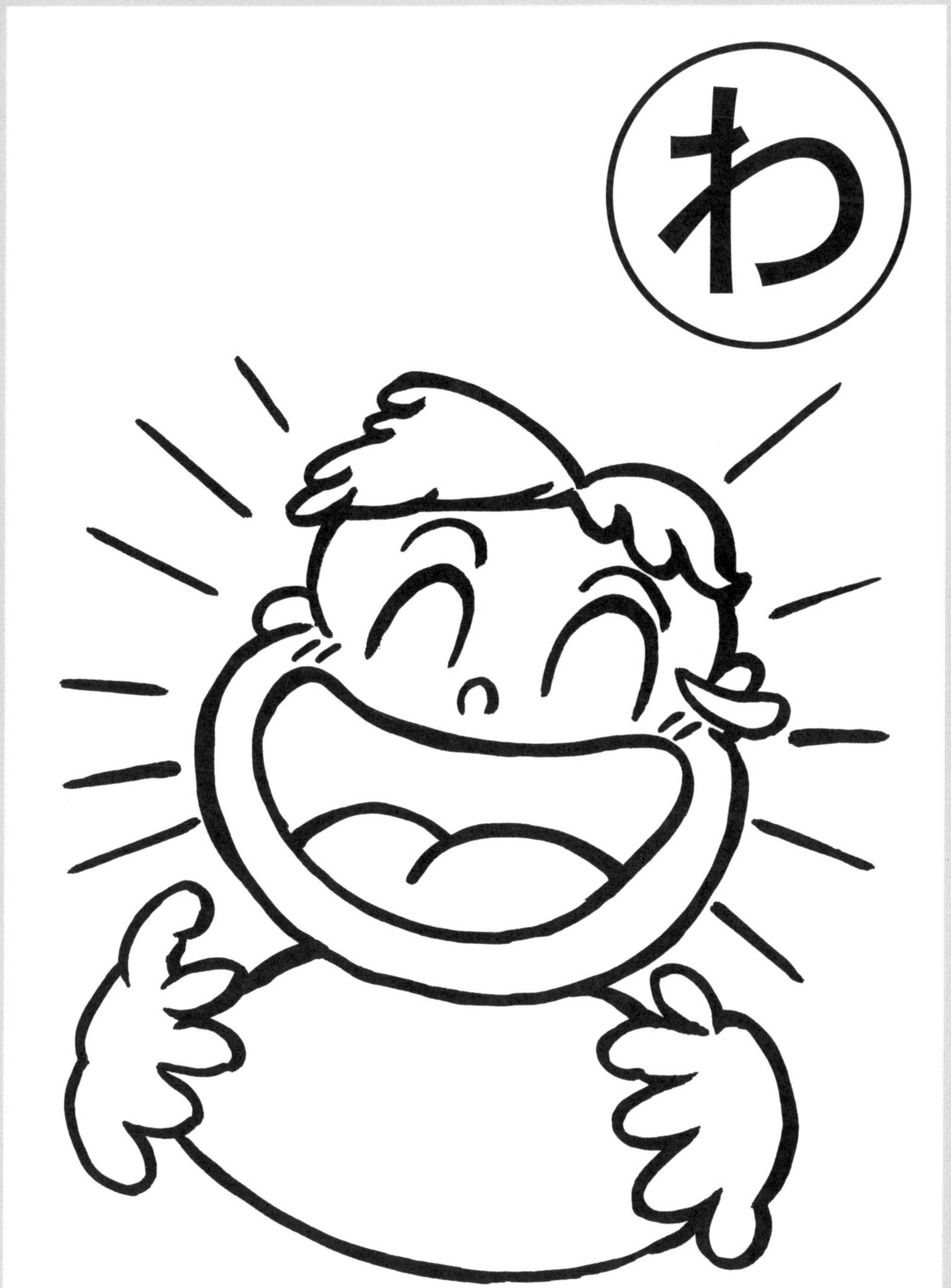
わ

んとこしょ、
どっこいしょ
筋力《きんりょく》低《てい》下《か》ふせぎましょう

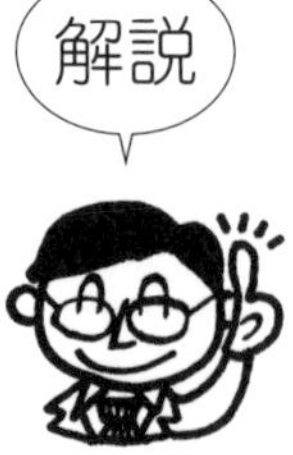

筋力の低下や全身の運動機能の働きが低下すると，嚥下《えんげ》障害を起こすこともあります。

適度な運動や体操を心がけましょう。

→ ㋔ ㋳ ㋧ ㋸

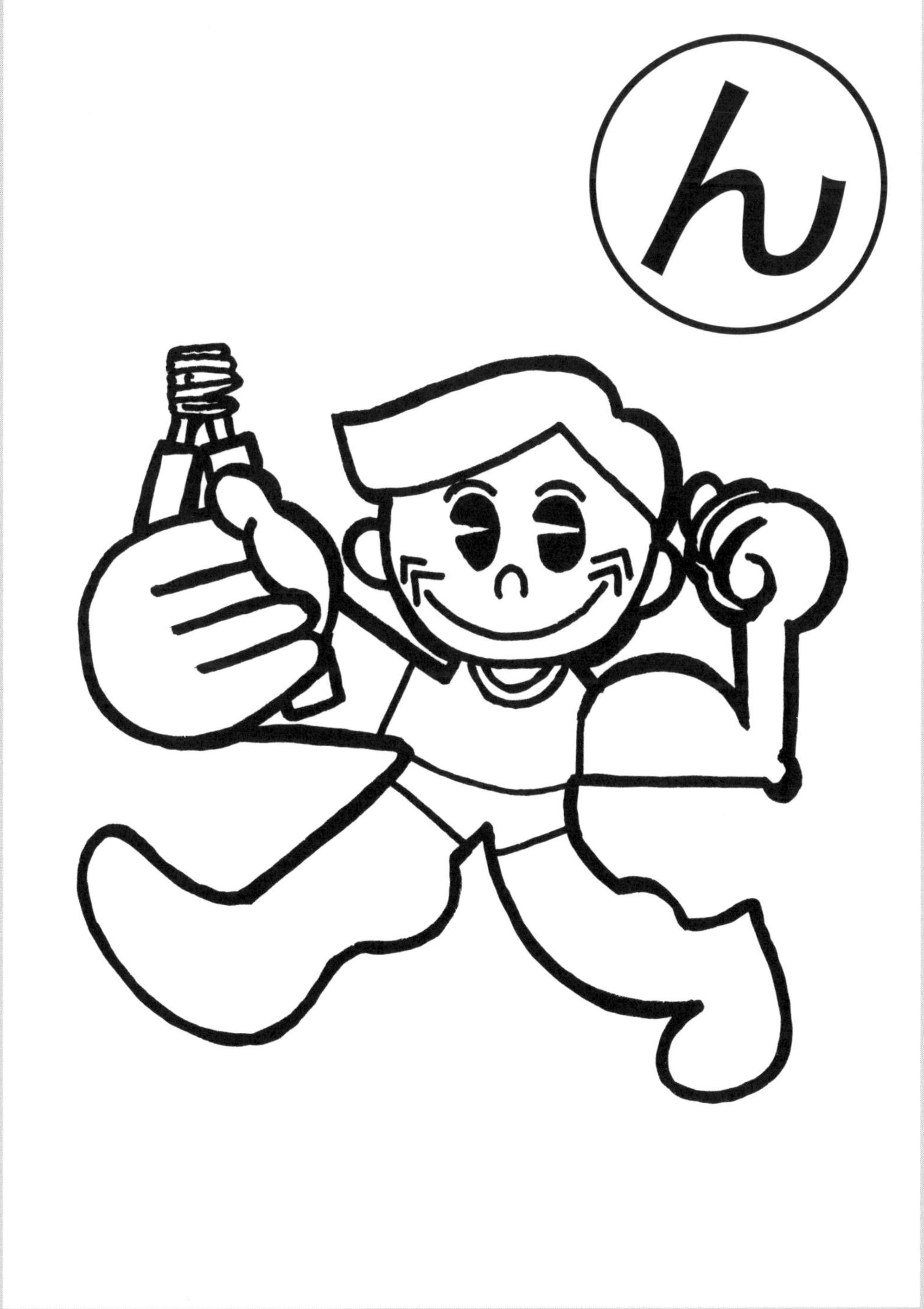
ん

あ と が き

著者も人間，最近，大病を経験し，多くのことを学びました。

また，20年前に母という大事な人を突然，交通事故で亡くした時には，目の前にいる大切な人が，普通に口《くち》から美味しいものを食べ，息をし，話しているという，その平凡な日々がいかに幸せなことか，ということを，痛感しました。

わたくしのこの平凡な日常にいつも光を与えて下さっている読者の方 , 職場の方，友人，先輩，先生，本当に有難う御座います。黎明書房の皆様 , 藤島一郎先生，千住秀明先生 , 感謝いっぱいです。そして，わたくしを支えて下さっている，家族，親族に心から御礼を言います。本当にありがとう。

参考文献

1）藤島一郎著『口から食べる嚥下障害 Q&A　第 4 版』中央法規出版，2011。

2）聖隷嚥下チーム執筆『嚥下障害ポケットマニュアル　第 3 版』医歯薬出版，2011。

3）藤島一郎監修，青木智恵子著『Dr. 歯科医師・Ns・ST・PT・OT・PHN・管理栄養士みんなで考えた高齢者の楽しい摂食・嚥下リハビリ＆レク』黎明書房，2009。

4）藤島一郎監修，青木智恵子著『Dr. 歯科医師・Ns・PT・OT・ST・PHN・介護福祉士みんなで考えた高齢者の楽しい介護予防体操＆レク』黎明書房，2011。

5）藤島一郎監修『動画で学ぶ藤島式嚥下体操セット（非売品）』大塚製薬，2012。

6）藤島一郎著『目でみる嚥下障害（DVD 付）―嚥下内視鏡・嚥下造影の所見を中心として―』医歯薬出版，2006。

7）医療情報科学研究所編『病気がみえる vol. 4　呼吸器第 1 版』メディックメディア，2007。

8）江頭文江著『在宅生活を支える！　これからの新しい嚥下食レシピ』三輪書店，2008。

9）千住秀明著『呼吸リハビリテーション入門第 4 版』神陵文庫，2004。

10）日本歯科衛生士会監修，金子芳洋編集代表歯科衛生士のための摂食・嚥下リハビリテーション』医歯薬出版，2011。

11）厚生労働省ホームページ「介護予防マニュアル (改訂版：平成24年 3 月) について」http://www.mhlw.go.jp/topics/2009/05/tp0501-1.html

監修者

藤島一郎

1953年生まれ。75年東京大学農学部林学科卒業。82年浜松医科大学医学部医学科卒業。聖隷三方原病院リハビリテーションセンター長を経て，現在浜松市リハビリテーション病院病院長。日本脳神経外科学会専門医，日本リハビリテーション医学会専門医・評議員，日本嚥下医学会理事長，日本摂食・嚥下リハビリテーション学会評議員・理事。2008年７月若月賞受賞。

主著　『脳卒中の摂食・嚥下障害』『嚥下障害ポケットマニュアル』，嚥下障害ビデオシリーズ「①嚥下の内視鏡検査」「②仮性球麻痺の嚥下訓練」「③球麻痺患者に対する嚥下訓練」「④嚥下障害における経管栄養法」「⑤嚥下障害における肺理学療法」「⑥嚥下食」「⑦嚥下造影と摂食訓練」「⑧口腔ケア」（医歯薬出版），『口から食べる―嚥下障害Ｑ＆Ａ』『ナースのための摂食・嚥下障害ガイドブック』（中央法規出版），『みんなで考えた高齢者の楽しい介護予防体操＆レク』（監修，黎明書房），『動画でわかる　摂食・嚥下リハビリテーション』（共監修，中山書店），『よくわかる嚥下障害』（永井書店），『ポケットガイド　嚥下リハビリテーションと口腔ケア』（共編著，メヂカルフレンド社）などがある。

翻訳　M. Groher 編著『嚥下障害―その病態とリハビリテーション』（医歯薬出版）ほか。

著者

青木智恵子

本名，鈴木智恵子。北海道帯広柏葉高校・北海道大学医療技術短期大学部看護学科・北海道立衛生学院保健婦科を卒業。後に保健センターの保健師，病棟の看護師，保健所の保健師，国保連合会嘱託保健師，北海道大学非常勤講師等。現在，市や町の臨時保健師を務めつつ，執筆する傍ら，年長～小学校低学年向けに命の大切さという観点からの性教育講座の講師を随時実施。児童虐待防止協会会員。

主著　『生まれてよかった！　―子どもにいのちの大切さを伝える楽しい性教育の進め方―』『みんなで考えた高齢者の楽しい介護予防体操＆レク』『車椅子やベッドの上でも楽しめる子どものためのふれあい遊び 50』『子どもを喜ばせるナースの簡単技ＢＥＳＴ40』『子育て支援のためのイラスト・カット集』『ハンディ版　介護・福祉のちらし・おたより・カット集』『介護保険・福祉に役立つイラスト・カット集』『そのままコピー！　母子保健のための楽しいイラスト・カット集』『栄養士のための楽しいイラスト・カット集』『高齢者福祉・介護・保健のためのイラスト・カット集』『保健婦・養護教諭のための楽しいカット集』（以上，黎明書房）

＊カバー・本文イラスト：青木智恵子
＊本書のイラストの無断転載は禁じます

摂食《せっしょく》・嚥下《えんげ》リハビリカルタで楽《たの》しく遊《あそ》ぼう

2014年４月19日　初版発行
監修者　藤《ふじ》島《しま》一《いち》郎《ろう》
著者　青《あお》木《き》智《ち》恵《え》子《こ》
発行者　武馬久仁裕
印刷　藤原印刷株式会社
製本　協栄製本工業株式会社

発行所　株式会社 黎《れい》明《めい》書《しょ》房《ぼう》

〒460-0002　名古屋市中区丸の内3-6-27　EBSビル　☎052-962-3045
FAX 052-951-9065　振替・00880-1-59001
〒101-0047　東京連絡所・千代田区内神田1-4-9　松苗ビル４階
☎03-3268-3470

落丁本・乱丁本はお取替します。
ISBN978-4-654-01962-5